Die ersten 50 Biogena-Erfolgsgeschichten

Die ersten 50 Biogena-Erfolgsgeschichten

Welcome to yourself – Wie Mikronährstoffe dein Leben verändern können

Im Auftrag der Miracon Science GmbH

MIRACON SCIENCE

Institut für Mikronährstoffe
und Nutritivmedizin

Abbildungsnachweis:

GettyImages: S. 6, 7, 8, 9, 18, 19, 40, 41, 62, 63, 74, 75, 88, 89, 114, 115
Shutterstock: S. 96, 97

1. Auflage 2021

Umschlag: Biogena
Umschlagfoto: Shutterstock
Grafik: Malanda-Buchdesign Andrea Malek-Rappitsch, 8321 St. Margarethen/R.
Projektbetreuung: Verlagsagentur Mag. Michael Hlatky, Vasoldsberg
Druck & Bindung: Ferdinand Berger & Söhne GmbH, 3580 Horn
Printed in Austria

Sämtliche Angaben in diesem Buch erfolgen trotz sorgfältiger Bearbeitung und Kontrolle ohne Gewähr und müssen vom jeweiligen Anwender im Einzelfall anhand anderer Literaturstellen auf ihre Richtigkeit überprüft werden. Eine Haftung der Herausgeber oder des Auftraggebers aus dem Inhalt dieses Werkes ist ausgeschlossen.

Aus Gründen der leichteren Lesbarkeit – vor allem in Hinblick auf die Vermeidung einer ausufernden Verwendung von Pronomen – haben wir uns dazu entschlossen, alle geschlechtsbezogenen Wörter nur in eingeschlechtlicher Form – der deutschen Sprache gemäß zumeist die männliche – zu verwenden. Selbstredend gelten alle Bezeichnungen gleichwertig für Frauen.

Warum wir Biogenas unsere Mission lieben – und warum Good Health and Wellbeing so wichtig ist.

Vor vielen Jahren hat mich - durch einige persönliche Erfolgsgeschichten in meiner Familie und bei Freunden - die Leidenschaft für Mikronährstoffe und Gesundheit erfasst. Und das Feuer lodert immer noch heftig: Menschen dabei zu helfen, in voller Gesundheit und in voller Leistungsfähigkeit jeden Tag ihr Potential zu entfalten ist mehr als eine Geschäftstätigkeit; es ist eine Mission.

Eine Mission, die in der Zwischenzeit von vielen Menschen mitgetragen und weiterentwickelt wird, sei es in der direktesten Form als engagierte Kollegin und Kollege in der Biogena Group oder als Ärztin oder Therapeut, als Franchisenehmer oder Kooperationspartner oder als Biogena Botschafter.

Dieser Community ist **welcome to yourself** zur mitreißenden Leitidee geworden, also das wahrhaftige Erkennen und Umsetzen der eigenen Möglichkeiten, die Potentialentfaltung, Überwindung von Komfortzonen und die konsequente Verfolgung von Gesundheits- und Lebenszielen – am Weg zu einem fantastischen Leben, das von Freude, Sinn und Liebe geprägt ist, in voller geistiger, seelischer und spiritueller Gesundheit.

Davon kann es nie genug geben – das ist einer der wenigen Bereiche wo mehr, niemals schädlich sein kann. Es kann nicht genug Menschen geben, deren Leben von Sinn, Freude, Gesundheit und Solidarität geprägt ist. Wir atmen alle die gleiche Luft, leben auf unserem einen faszinierenden Planeten und sollten auch in dieser respektvollen Haltung Mensch und Planet gegenüber durch das Leben gehen.

*„Your life is not about you. Rather it's about the lives of every single person you touch and finally lift up."**

Die eigene Potentialentwicklung ist fernab eines eigennützigen Selbstzweckes. Im Gegenteil **welcome to yourself** hat seine höchste Sinnstufe dann erreicht, wenn die eigene Potentialentfaltung in der Entwicklung und im Heben anderer Menschen mündet, wenn wir mit unserer eigenen Entwicklung dazu beitragen anderen dabei zu helfen, ein fantastisches Leben zu führen.

Ich wünsche allen Lesern Inspiration und hoffe, dass viele Menschen in den Erfolgsgeschichten Anregungen für die ersten Schritte in Richtung Good Health and Wellbeing finden. In diesem Sinne: welcome to yourself.

Dr. Albert Schmidbauer
Gründer und CEO Biogena Group

*Sinngemäß aus „The Buddha And The Badass", Vishen Lakhiani

INHALT

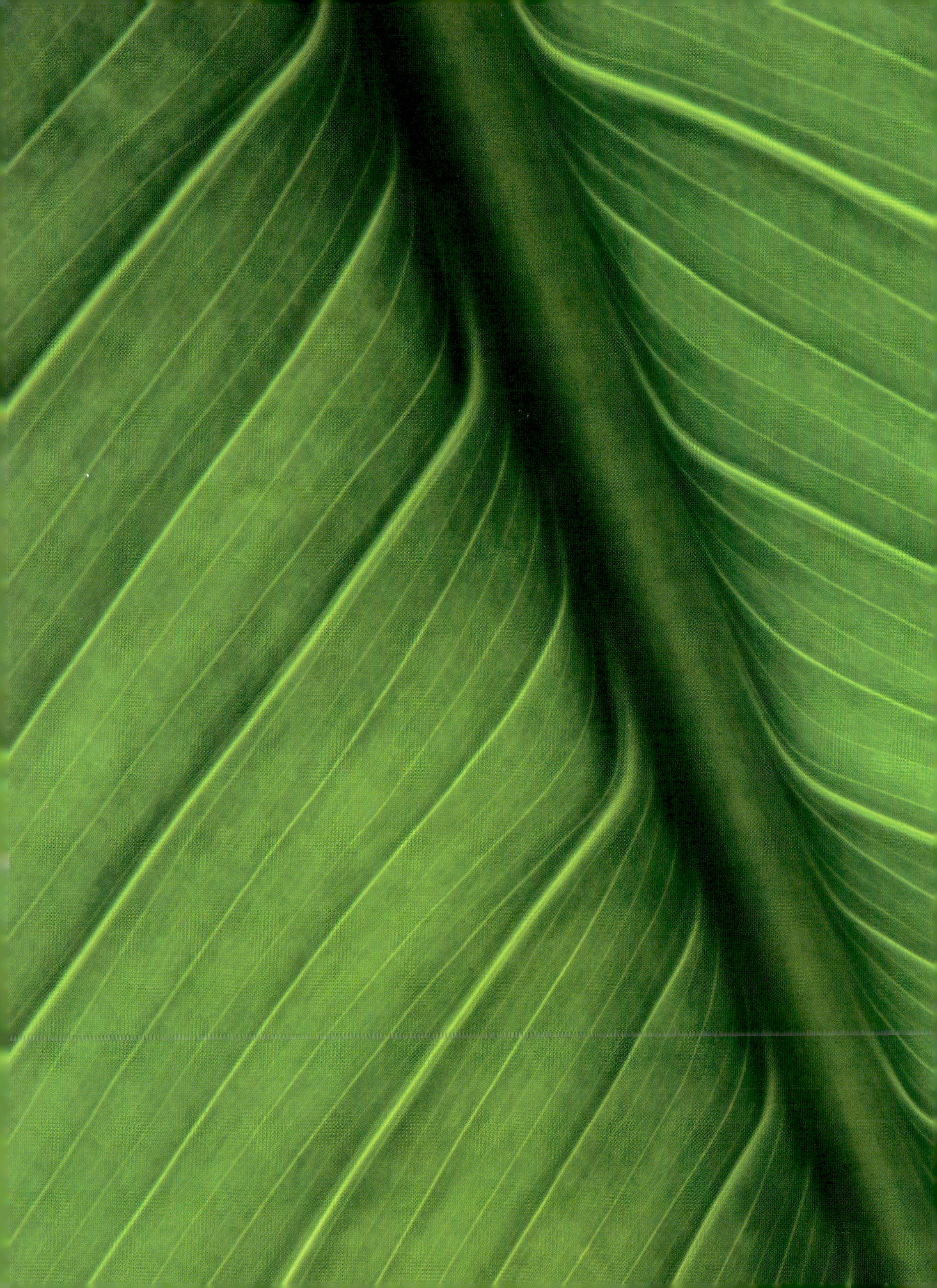

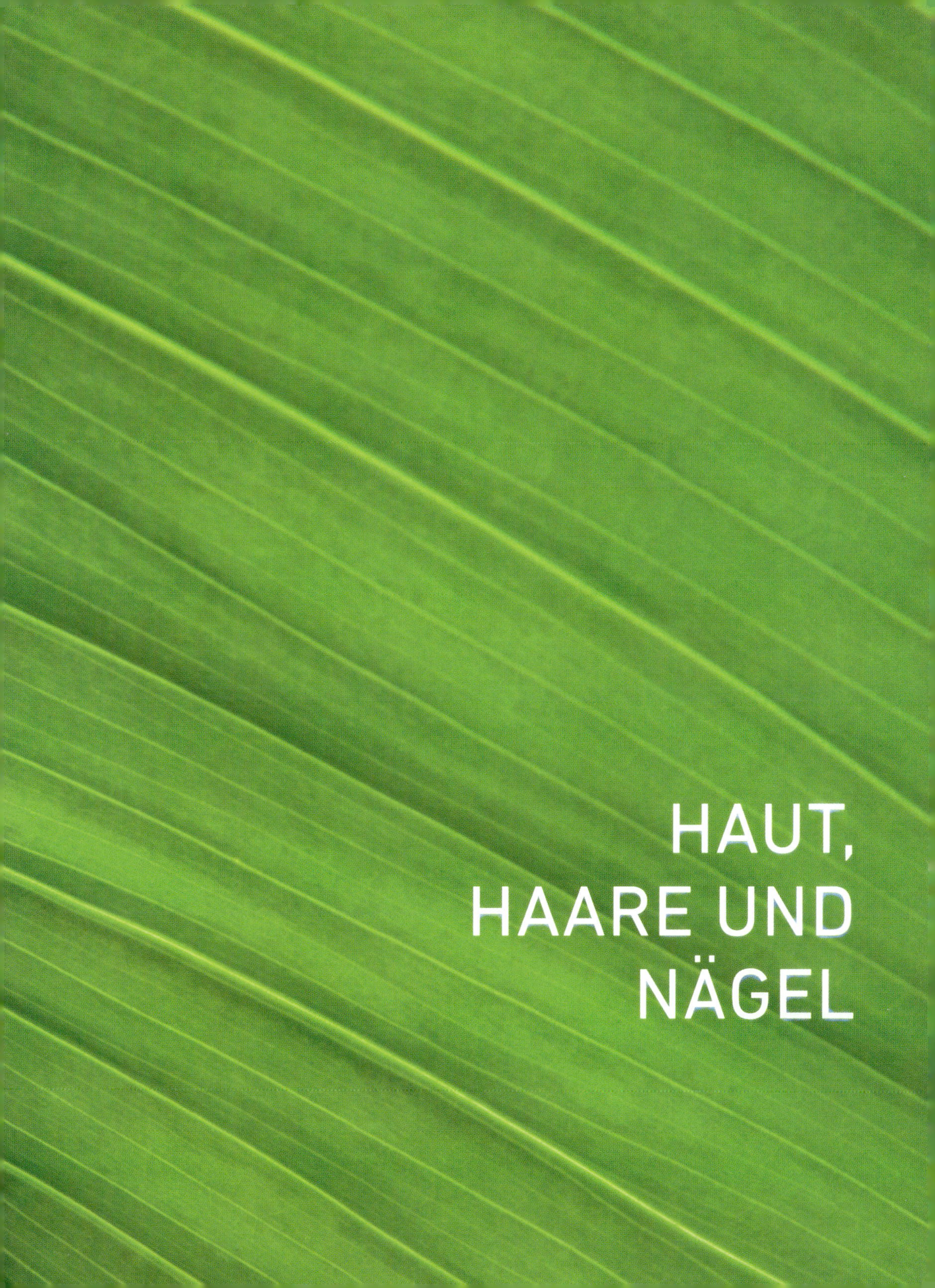

HAUT, HAARE UND NÄGEL

AKNE

Hautentzündung, unreine Haut, Hautprobleme

Name: Fabian

Alter: 25

>> Die Geschichte

Im Alter von 15 Jahren war meine Gesichtshaut in einem besonders schlechten Zustand – ich litt unter starker Akne. Das war nicht nur ein optisches Problem, die starken Hautunreinheiten haben mich psychisch sehr belastet. Ich hatte wirklich alles probiert, sämtliche Markenprodukte aus der Werbung, die eine reine Haut versprachen und habe auch etliche Hautärzte wegen meiner Akne konsultiert. Egal was ich ausprobierte, mein Hautzustand verbesserte sich zwar zwischenzeitlich immer, um sich dann im nächsten Moment aber wieder zu verschlechtern. Mit 19 Jahren entschied ich mich dann für eine Therapie mit dem Medikament Ciscutan, die aber leider auch nicht den erwünschten Erfolg gebracht hat.

>> Der Weg

Ich wollte meine Hauterkrankung einfach nicht akzeptieren und befasste mich als ausgebildeter Ernährungswissenschafter nicht nur mit dem Zusammenhang von Ernährung auf das Hautbild, sondern auch mit Mikronährstoffen. Ich interessierte mich generell schon seit Längerem für Omega-3-Fettsäuren und ihre positiven Auswirkungen auf den Körper. Besonders spannend fand ich aber die Studien zum Thema Omega-3-Fettsäuren und Akne, die für mich vielversprechend klangen. Ich wollte es probieren und begann täglich Omega-3-Fettsäuren verschiedener Hersteller zu supplementieren. Auf Anraten von Freunden wechselte ich aber schnell zu Omega 3 forte 700, weil mich da nicht nur die hohe Qualität, sondern auch die hohe Dosierung der Omega-3-Fettsäuren überzeugten.

>> Der Erfolg

Die Einnahme der Omega-3-Fettsäuren hatte sehr schnell einen starken Effekt auf mein Hautbild – die Akne ging zurück, meine Gesichtshaut wurde reiner. Für mich ein enormer Erfolg, stellt Akne gerade im Gesicht auch eine psychische Belastung dar. Spannenderweise habe ich zusätzlich positive Auswirkungen auf meine Schlafqualität bemerkt und die Regeneration nach dem Sport hat sich ebenfalls verbessert. Da für mich der Umweltgedanken eine wesentliche Rolle spielt und ich mich fast zur Gänze pflanzlich ernähre, habe ich seit geraumer Zeit zu Omega 3 vegan DHA & EPA 450 gewechselt. Mittlerweile arbeite ich selbst als Store Mitarbeiter für Biogena und empfehle anderen Kunden auch gerne Omega-3-Fettsäuren bei Hautproblemen – mit vollem Erfolg.

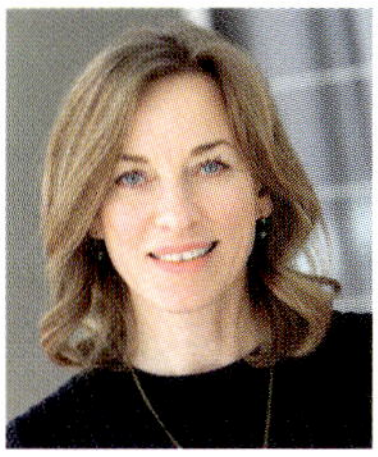

Kristiina Singer, MSc.

Klinische Ernährungsmedizinerin und Mitglied des Miracon-Science-Wissenschaftsteams

>> Die wissenschaftliche Einschätzung
von Kristiina Singer

Besonders bei Krankheitsbildern, denen ein vermehrtes Entzündungsgeschehen zugrunde liegt, ist das richtige Verhältnis von Omega-3- zu Omega-6-Fettsäuren in der Ernährung besonders wichtig. Omega-6-Fettsäuren wirken entzündungsfördernd und Omega-3-Fettsäuren entzündungshemmend. Beide sind für den Körper wichtig, jedoch sollte keine der beiden überhand nehmen. Wenn man die Zufuhr von Omega-3-Fettsäuren erhöht, kann das regulierend auf ein übermäßiges Entzündungsgeschehen wirken.

Handlungsempfehlung

Check Ups	(Weitere Infos unter https://biogenadiagnostics.com)
Blutanalyse: Premium-Omega-3-Check	

Mikronährstoffe	Produktempfehlungen
Fischöl-Konzentrat und Vitamin E	Omega 3 forte 700
Öl aus der Mikroalge Schizochytrium sp.	Omega 3 vegan DHA & EPA 450
Vitamin C, Zink, Beta-Carotin, Weihrauch-Extrakt, Beta-Glucane und Traubenkernextrakt	AkutHaut® Balance

Lifestylemodifikationen

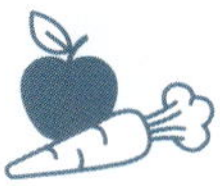

Die mediterrane Diät ist ein vorwiegend pflanzlicher Speiseplan, der die tägliche Aufnahme von Vollkorngetreide, Olivenöl, Obst, Gemüse, Bohnen und anderen Hülsenfrüchten, Nüssen, Kräutern und Gewürzen umfasst. Andere Nahrungsmittel wie tierische Proteine werden nur in kleineren Mengen verzehrt, wobei Fisch und Meeresfrüchte die bevorzugten tierischen Proteine sind. Das Besondere dieser Ernährungsweise ist der hohe Anteil an gesunden Omega-3-Fettsäuren.

SPRÖDES HAAR

Haarausfall, Hauttrockenheit, Juckreiz

Name: Mariella

Alter: 32

>> Die Geschichte

Seit einigen Jahren fiel mir auf, dass ich immer mehr Haare verlor und auch meine Haarstruktur veränderte sich zunehmend. Meine Haare waren plötzlich viel spröder und fühlten sich nicht nur trocken und kaputt an, sie sahen auch regelrecht ungesund aus. Das konnte ich selbst jeden Tag selbst im Spiegel beobachten – gerade als Frau empfand ich den Zustand meiner Haare als unschön und wollte unbedingt etwas daran ändern. Darüber hinaus bemerkte ich besonders in der warmen Jahreszeit einen chronischen Juckreiz, der sich über den gesamten Körper zog. Das Jucken war zum Teil so ausgeprägt, dass ich nur mit ständigem Kratzen Abhilfe schaffen konnte.

>> Der Weg

Da meine Familie sehr offen gegenüber der Verwendung von Mikronährstoffpräparaten zur Unterstützung der eigenen Gesundheit ist, fand ich schnell den Weg zu Biogena und den in meinen Augen großartigen Produkten. Ich informierte mich und entschied mich für die Einnahme von Panto-H-Gena® und Nachtkerzenöl 500. Ersteres sollte mit den enthaltenen Vitaminen Biotin und Pantothensäure nicht nur zur Erhaltung normaler Haare beitragen, sondern auch die Aminosäure L-Cystein liefern, die ein wesentlicher Baustein von Keratin ist, dem Hauptbestandteil der Haare. Die Gamma-Linolensäure im Nachtkerzenöl 500 sollte primär gegen meinen ständigen Juckreiz helfen und weiters zum Erhalt schöner Haut beitragen.

>> Der Erfolg

Seitdem ich Panto-H-Gena® einnehme, sind meine Haare nicht nur viel fester und glänzender, ich kann förmlich beobachten, wie auf meiner Kopfhaut immer mehr Haare nachwachsen – ich bin begeistert. Meine Haarpracht ist jetzt viel voller und sieht im Vergleich zu vorher richtig gesund ist. Auch das Nachtkerzenöl 500 hat seine Wirkung schnell gezeigt und den ständigen Juckreiz gestoppt. Mittlerweile freue ich mich wieder richtig auf den Sommer und die warmen Tage. Besonders an den lauen Sommerabenden, die man normalerweise genießt, war der Juckreiz besonders schlimm. Das gehört alles der Vergangenheit an – meiner Haut geht es wieder gut und auch meinen Haaren.

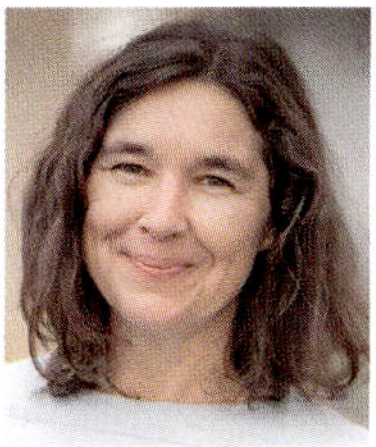

Lisa Ressi, MSc.

Dipl. Gesundheits-& Krankenpflegerin und Mitglied des Miracon-Science-Wissenschafts-teams

>> Die wissenschaftliche Einschätzung
von Lisa Ressi

Haare sind aus dem stark schwefelhaltigen Protein Keratin aufgebaut. Ein wichtiger Baustein für den Aufbau des Haarkeratins ist L-Cystin. Bei Störungen der Haarbildung sowie bei Haarausfall ist die erhöhte Zufuhr schwefelhaltiger Aminosäuren wie Cystein oder Cystin in Kombination mit anderen Haarnährstoffen, wie z.B. Biotin und Pantothensäure empfehlenswert. Biotin, auch als „Vitamin H" bekannt, fördert die Einlagerung von L-Cystin in die Haarwurzel und erhöht so den Anteil der Keratinmatrixproteine. Für die Haarbildung in der Wurzel ist Pantothensäure wichtig, da sie den Stoffwechsel der haarbildenden Epithelzellen reguliert. Nachtkerzenöl enthält Gamma-Linolensäure und spielt bei der Aufrechterhaltung der epidermalen Schutzfunktionen eine wichtige Rolle. Mehrere klinische Studien belegen, dass Gamma-Linolensäure das Wasserbindevermögen der Haut verbessern und dadurch die Geschmeidigkeit von trockener Haut erhöhen kann.

Handlungsempfehlungen

Check Ups	(Weitere Infos unter https://biogenadiagnostics.com)
Blutanalyse: Mikronährstoffe Haare (Cystein, Methionin, Tyrosin, Biotin, Folsäure, Vitamin B_6, B_{12}, E, Calcium, Kupfer, Magnesium, Zink, Ferritin, Glutathion, kleines Blutbild)	

Mikronährstoffe	Produktempfehlungen
Pantothensäure, Biotin und L-Cystein	**Panto-H-Gena®**
Nachtkerzenöl	**Nachtkerzenöl 500**

Lifestylemodifikationen

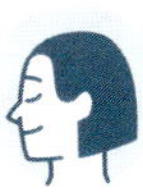

Bei Stress aktiviert das Gehirn Entzündungsreaktionen im Körper und auch in der Kopfhaut, einem hochsensiblen Organ. Die möglichen Haarausfallerkrankungen sind von unterschiedlichem Ursprung, aber Studien zeigen, dass Stress möglicherweise bei allen eine Rolle spielt. Also versuchen Sie die Ursache des Stresses zu erkennen und aufzulösen. Entspannen Sie sich regelmäßig mit Yoga, Meditation, Sport oder anderen Entspannungsmöglichkeiten. Denn schaffen Sie es den Stress los zu werden, unterstützt das Ihre Gesundheit auf vielen weiteren Ebenen.

HAUTPROBLEME

Akne, Haarausfall, unreine Haut, Hautentzündungen

Name: Michael

Alter: 32

>> Die Geschichte

Ich hatte schon seit längerem Probleme mit meiner Haut, litt unter Pickeln und sogar teilweise unter Akne. Unzählige Produkte habe ich probiert, um meine Hautunreinheiten in den Griff zu bekommen, aber nichts hat wirklich geholfen. Darüber hinaus begann ich ziemlich früh viele Haare zu verlieren. Das machte sich besonders am Ober- und Hinterkopf bemerkbar und sorgte für lichte Stellen. Aufgrund meiner schwindenden Haarpracht hatte ich Probleme meine Haare zu stylen und in Form zu bringen – ich war einfach unzufrieden und wollte etwas verändern. Ich wollte sowohl mein Haut- als auch mein Haarproblem in den Griff bekommen und suchte nach Möglichkeiten.

>> Der Weg

Durch meine Frau kam ich zu den Produkten von Biogena und wollte versuchen mit Mikronährstoffen meinen Haut- und Haarproblemen entgegenzuwirken. Um meine Hautunreinheiten loszuwerden, entschied ich mich zur Einnahme von MiraSkin® Gold und der AK-Haut Formula. Beide Präparate enthalten eine Kombination von ausgewählten Vitaminen, strukturunterstützenden Nährstoffen und Pflanzenextrakten, die allesamt zur Erhaltung normaler Haut beitragen. Panto-H-Gena® enthält das für die Haare besonders wichtige Vitamin Pantothensäure und die Aminosäure L-Cystein, die wiederum ein Baustein von Kreatin ist, dem Hauptbestandteil der Haare. Ich war zuversichtlich meine Hautunreinheiten und meinen Haarausfall mit der Einnahme der Produkte in den Griff zu bekommen.

>> Der Erfolg

Seit 1,5–2 Jahren nehme ich nun die verschiedenen Produkte ein und bin begeistert. Durch Panto-H-Gena® fingen meine Haare bereits nach einem Monat wieder an zu wachsen. Mittlerweile habe ich wieder so viele Haare, dass das Haarstyling für mich auch kein Problem mehr ist – vor nicht allzu langer Zeit sah das noch ganz anders aus. Durch MiraSkin® Gold und die AK-Haut-Formula habe ich meine Hautunreinheiten in der Zwischenzeit sehr gut im Griff, ich fühle mich richtig wohl. Alles in Allem kann ich sagen, dass sich sowohl meine Haut- als auch meine Haarprobleme seit der Einnahme der Mikronährstoffe zu 100 % verbessert haben

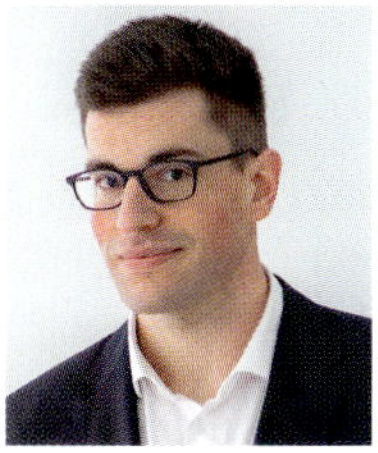

Michael Wäger, BSc., MSc.

Biochemiker, Ernährungswissenschafter und Mitglied des Miracon-Science-Wissenschaftsteams

>> Die wissenschaftliche Einschätzung

von Michael Wäger

Es gibt verschiedenste Cremen und Salben zur Behandlung von Akne, jedoch ist eine systemische Behandlung tiefgreifender. Dazu gibt es neben einigen unterstützenden Nährstoffen besondere Schlüsselnährstoffe wie Hyaluron, Glukosamin und Zink. Hyaluron stimuliert die Kollagen- und Elastinbildung, erhöht die Wundheilung und kann bei Entzündungsprozessen dem Abbau von Kollagen entgegenwirken. Glukosamin beschleunigt über Stimulation der Hyaluronsäuresynthese noch die Wundheilung, verringert Falten und verbessert den Feuchtigkeitsgehalt der Haut. Zink führt zu einer Reduzierung der Talgdrüsentätigkeit und zu einer Normalisierung des Talgflusses.

Handlungsempfehlungen

Check Ups	(Weitere Infos unter https://biogenadiagnostics.com)
Blutanalyse: **Mikronährstoffe Haut (Vitamin B_5, Biotin, Ferritin, Ca, Mg, Cu, Se, Zn,)**	

Mikronährstoffe	Produktempfehlungen
N-Acetyl-Glukosamin, Hyaluronsäure/Collagen-Komplex, Coenzym Q10, Vitamin C, Vitamin E, alle Vitamine des B-Komplexes, Extrakte aus Olivenblatt, Grüner-Tee, Granatapfel und Traubenkern	**MiraSkin® Gold**
Zink, Vitamin C, L-Histidin und Extrakte aus Bambus und Traubenkern	**AK-Haut-Formula**
Pantothensäure, Biotin und L-Cystein	**Panto-H-Gena®**

Lifestylemodifikationen

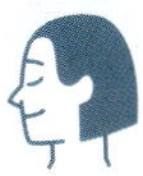

Die Haut als der Spiegel der Seele kann sich bei andauerndem Stress negativ verändern. Unter Stress schüttet der Körper männliche Hormone, Cortisol und Adrenalin aus. Dieser Hormonüberschuss regt die Talgdrüsen an und führt zu fettiger, unreiner Haut, bis hin zu Akne. Oft führt der erhöhte Stress zusätzlich zu einem ungesunden Lebenswandel. Gemeinsam bilden diese zwei Faktoren ein unerwünschtes Duo und die Haut leidet darunter. Also entspannen Sie sich regelmäßig und achten Sie auf Ihre Ernährung.

AKNE

Dysbiose, Blähungen, Darmbeschwerden, Hautunreinheiten

Name: Catherina

Alter: 23

>> Die Geschichte

Seit meiner Pubertät litt ich unter Akne, einer Erkrankung der Talgdrüsen, wie viele andere Jugendliche auch. Pickel und Mitesser prägten mein Erscheinungsbild und belasteten mich sehr. Ich dachte, dass mit Ende der Pubertät auch meine Hautunreinheiten von alleine verschwinden würden. Dem war aber nicht so. Nach wie vor musste ich mit meinem schlechten Hautbild leben, mein Selbstbewusstsein litt. Besuche bei Dermatologen brachten Verschreibungen für Cortisonsalben, Hormone und andere Medikamente, um die Akne zu behandeln. Diese brachten zwar einen Erfolg, mit ihnen kam aber auch eine Reihe von Nebenwirkungen, die meinem Körper nicht guttaten.

>> Der Weg

Ich wollte einen anderen Weg einschlagen und suchte nach Alternativen. Ich setzte mich intensiv mit dem Krankheitsbild Akne auseinander und stieß auf Studien, welche den Zusammenhang der Darmflora mit dem Hauterscheinungsbild aufzeigten. Mir wurde nach und nach klar, wie wichtig ein gesunder Darm nicht nur für die allgemeine Gesundheit, sondern auch für den Zustand der Haut ist. Ich stieß auf die Markenprodukte von Biogena und ließ mich im dazugehörigen Store beraten – eine tolle Erfahrung. Ich fühlte mich verstanden und bekam von der freundlichen und kompetenten Storemitarbeiterin Empfehlungen, welche Präparate meinen Darm am besten unterstützen könnten.

>> Der Erfolg

Bereits nach vier Wochen war der Erfolg deutlich sichtbar – mein Hautbild hatte sich stark verbessert; die Hautunreinheiten gingen zurück. Außerdem merkte ich eine positive Veränderung in meiner Verdauung. Mein Blähbauch und die Bauchschmerzen verschwanden und das Unwohlsein im Magen-Darm-Bereich, von dem ich dachte, es sei normal, gehörte der Vergangenheit an. Die Stärkung meiner Darmschleimhaut durch die Einnahme der Mikronährstoffe steigerte neben der Verdauung auch mein Wohlbefinden, ich fühlte mich als Ganzes besser – und das ganz ohne Nebenwirkungen. Seither darf eine „Darmkur" als Prophylaxe jedes Jahr im Frühling nicht fehlen.

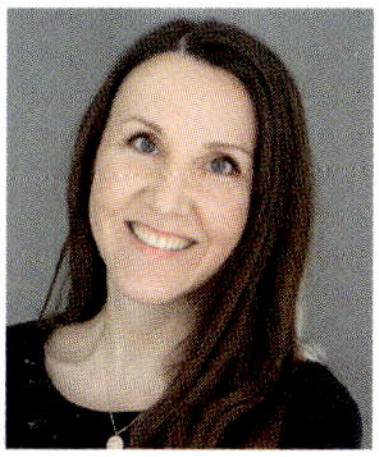

Mag. Margit Weichselbraun

Ernährungswissenschafterin und Mitglied des Miracon-Science-Wissenschaftsteams

>> Die wissenschaftliche Einschätzung

von Mag. Margit Weichselbraun

Der Zusammenhang zwischen der Zusammensetzung der Darmflora und dem Auftreten von Hautunreinheiten und Akne, ist schon länger Bestandteil der Forschung. Dabei zeigt sich ganz klar, dass das Hautbild oftmals ein Ausdruck des Darms und seiner Beschaffenheit sein kann. Ist unsere Darmflora außer Balance und nehmen die „schlechten" Darmbakterien in Form einer sogenannten Dysbiose überhand, kann sich das mitunter in Form von unschönen Hautunreinheiten zeigen. Gleichzeitig kann es aufgrund der schlechteren Verwertung von Nährstoffen zu Mikronährstoffmängeln kommen, die unser Hautbild ebenfalls negativ beeinflussen können. Aus diesem Grund ist es essentiell bei Hauterkrankungen in Form von Stuhlanalysen einen Blick auf die Darmflora zu werfen und unserem größten Organ gegebenenfalls mit einer gezielter Zufuhr von Mikronährstoffen unter die Arme zu greifen.

Handlungsempfehlungen

Check Ups	(Weitere Infos unter https://biogenadiagnostics.com)
Stuhlanalyse: Premium-Darm-Mikrobiom-Check	

Mikronährstoffe	Produktempfehlungen
L-Glutamin	**L-Glutamin 3000**
Lacto- und Bifidobakterien und Inulin	**Omni Lactis® 20**

Lifestylemodifikationen

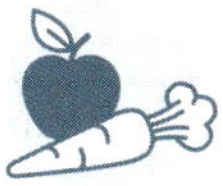

Die mediterrane Diät ist ein vorwiegend pflanzlicher Speiseplan, der die tägliche Aufnahme von Vollkorngetreide, Olivenöl, Obst, Gemüse, Bohnen und anderen Hülsenfrüchten, Nüssen, Kräutern und Gewürzen umfasst. Andere Nahrungsmittel wie tierische Proteine werden nur in kleineren Mengen verzehrt, wobei Fisch und Meeresfrüchte bevorzugt werden. Das Besondere dieser Ernährungsweise ist der hohe Anteil an gesunden Omega-3-Fettsäuren.

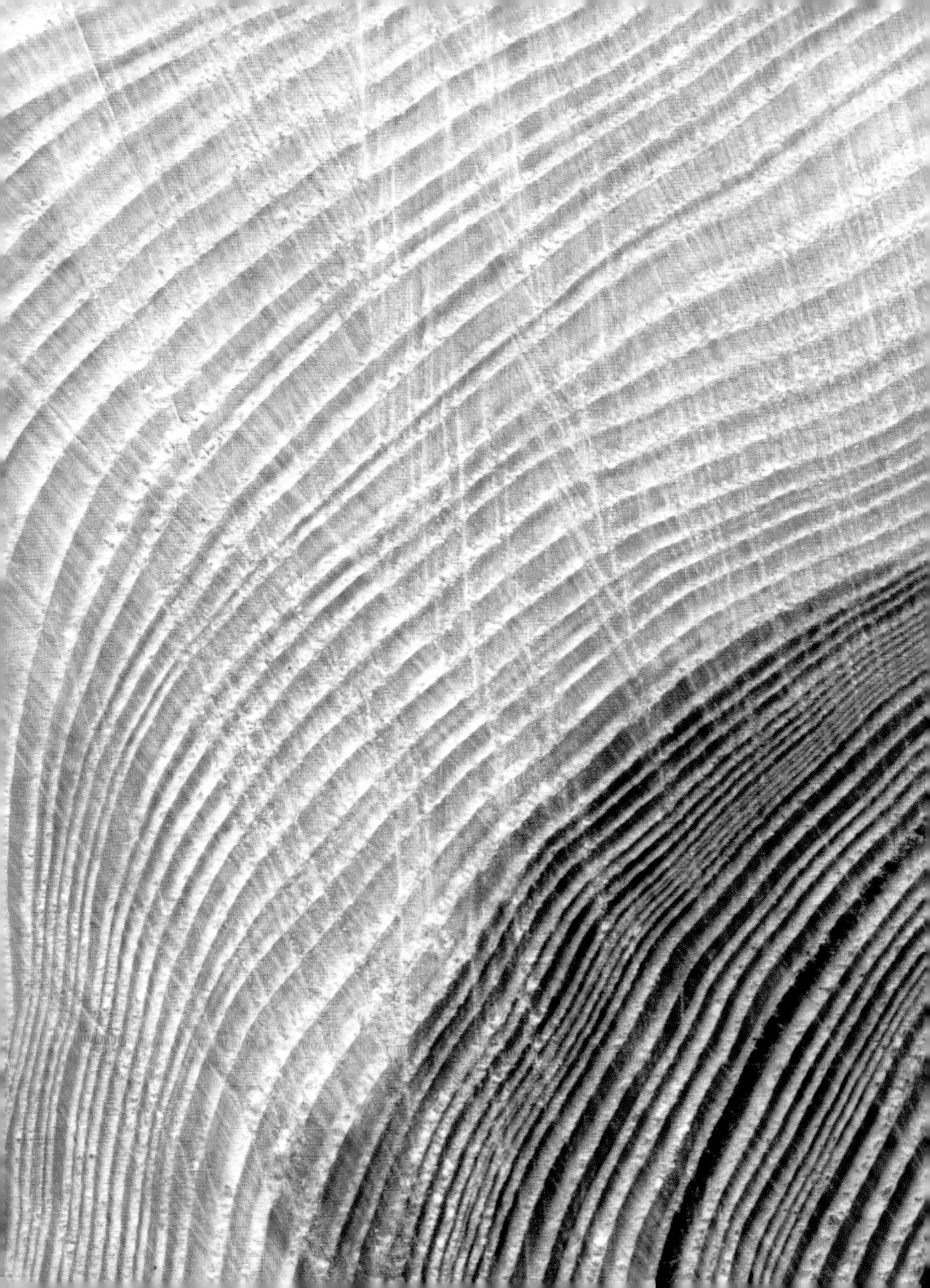

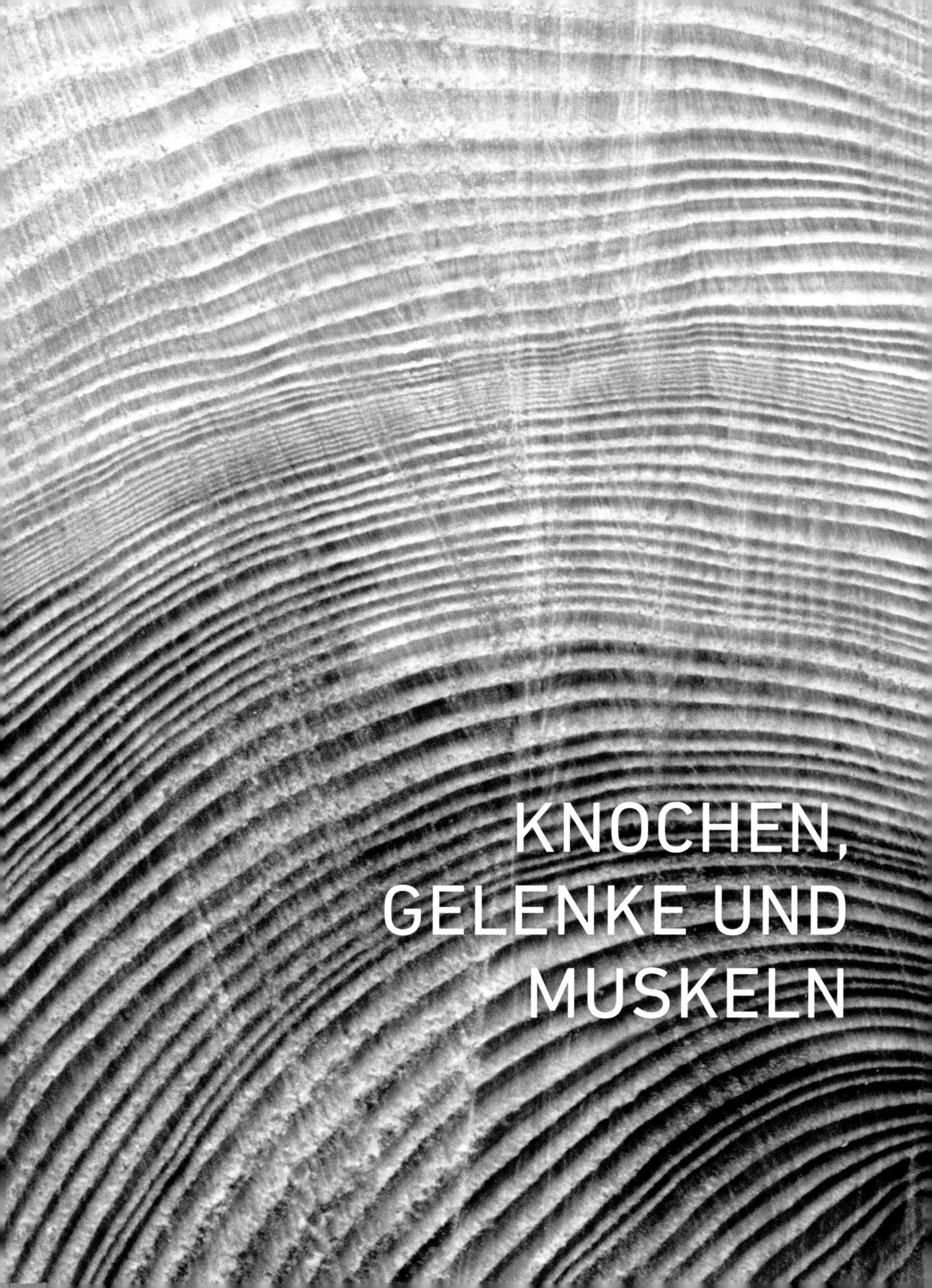

KNOCHEN, GELENKE UND MUSKELN

BANDSCHEIBENVORFALL

Profisport, Trainingsvorbereitung

Vorname:
Ricarda

Alter: 27

>> Die Geschichte

Als professionelle Skifahrerin ist Performance und allen voran meine Gesundheit alles. Aus diesem Grund lasse ich auch immer im Frühjahr und Herbst Blutbilder machen, um eine optimale Versorgung meines Körpers mit Mikronährstoffen zu gewährleisten und potenzielle Defizite schnell auszugleichen. Besonders im Profisport, bei den unterschiedlichen Trainingseinheiten, die vom Konditions- bis zum Gletschertraining und der Rennphase reichen, ist eine individuelle und angepasste Supplementierung für mich besonders wichtig. Dadurch kann ich meine Reserven im Wettkampf bestmöglich nutzen und die nötige Leistung erbringen, um in Topform zu sein. Im Februar 2021 erlitt ich einen Bandscheibenvorfall und wurde daraufhin operiert. Ich wusste, dass ich meinen Körper in dieser Zeit der Regeneration besonders unterstützen muss.

>> Der Weg

Durch meinen persönlichen Osteopathen Markus Schauer gehören unterschiedliche Präparate von Biogena zu meiner täglichen Basisversorgung, darunter RythmoPlex® und Siebensalz® Magnesium, sowie Vitamin D_3, besonders in den Wintermonaten. Während der Rennphase unterstütze ich meinen Körper zusätzlich durch Ubiquinol CoQ10 100 mg vegan Gold für die extra Power und BCAA 500 bei anstrengenden Trainingsphasen. Um die Heilung meines Bandscheibenvorfalls zu beschleunigen, riet mir Markus Schauer zur Einnahme von DoloZym® forte Gold, einem Enzymkomplex, welcher durch die enthaltenen Enzyme Bromelain und Papain mit ihren proteolytischen Eigenschaften Stoffwechselprozesse im Körper beschleunigen sollte. Ich war zuversichtlich und überzeugt, meine Regeneration durch die Einnahme von DoloZym® forte Gold zusätzlich beschleunigen zu können.

>> Der Erfolg

Ich startete mit der Einnahme von DoloZym® forte Gold direkt nach meiner Operation und kann heute Monate später sagen, dass nicht nur der Heilungsprozess und die Narbenbildung verkürzt wurde, ich kann sogar wieder ganz normal mein Krafttraining absolvieren. Ich bin der festen Überzeugung, dass die Ergänzung mit Mikronährstoffen dabei hilft die nötigen Bioprozesse im Körper zu unterstützen und dadurch schnellere Erfolge in der Regeneration und Wundheilung erzielt werden können, sowie für den nötigen Boost vor einem Rennen zu sorgen.

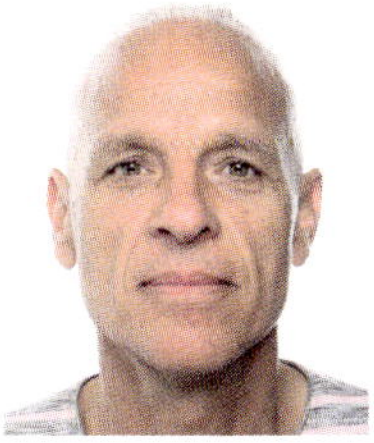

Markus Schauer, MSc.

der Osteopathie und Ernährungswissenschaften, angehender Doktor der Sportwissenschaften

>> Die medizinisch-therapeutische Einschätzung von Markus Schauer

Als Basis für eine optimale Betreuung sowohl für Spitzensportler als auch Hobbysportler ist eine fundamentierte Testung, bzw. ein Mikronährstoffprofil (Mikronährstoff-Vollblutanalyse) wichtig. Auf Basis dieser Vollblutanalyse ist eine individuelle und personalisierte Beratung möglich. Für eine optimale Versorgung empfehle ich laufende Kontrollen, das bedeutet 1-2 Mal jährlich ein Mikronährstoffprofil. Gerade im Leistungs- und Hobbysport besteht die Gefahr in einen Mangel zu rutschen und dadurch Leistungseinschränkungen zu haben. Eine angemessene Mikronährstoffversorgung ist ein zentraler Faktor, um das volle Leistungspotenzial abrufen zu können.

Handlungsempfehlungen

Check Ups	(Weitere Infos unter https://biogenadiagnostics.com)
Blutanalyse: Deep Dive Performance	

Mikronährstoffe	Produktempfehlungen
Kalium und Magnesium	**RythmoPlex®**
Magnesium	**Siebensalz® Magnesium**
Vitamin D_3	**Vitamin D_3 Tropfen**
Ubiquinol, Vitamin E, Sonnenblumenlecithin und Riboflavin	**Ubiquinol CoQ10 100 mg vegan Gold**
L-Leucin, L-Valin und L-Isoleucin	**BCAA 500**
Bromelain, Papain, Trypsin-Chymotrypsin, Quercetin, Citrusbioflavonoide und Traubenkern-Extrakt	**DoloZym® forte Gold**

Lifestylemodifikationen

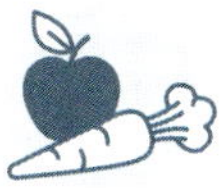

Besonders im Leistungs- und Hobbysport ist die passende Balance zwischen Kalorienaufnahme, Makro- und Mikronährstoffen die Grundlage für eine gute Leistungsfähigkeit. Achten Sie daher insbesondere als Sportler auf einen abwechslungsreichen und allen voran bunten Speiseplan.

KIEFERENTZÜNDUNG

Zahnverlust

Name: Gabriele

Alter: 54

>> Die Geschichte

Lange Zeit habe ich unter schmerzhaften Entzündungen gelitten, die vom Kiefer ausgingen. Ich habe mehrere Zahnärzte und auch Ganzheitsmediziner aufgesucht, welche aber nie die Ursache für meine Schmerzen ausfindig machen konnten. Mir wurden zwar verschiedene antivirale Medikamente verschrieben, aber geholfen hat mir keines davon – die Entzündungen schritten weiter voran und verursachten bei mir chronische Schmerzen. Durch die ständigen Infektionen entstanden als Folge des entzündeten Zahnfleischs sogenannte Zahnfleischtaschen, die sich immer weiter ausbreiteten. Das hat bei mir letztendlich zum Verlust von 2/3 meiner Zähne geführt – eine sehr große Belastung für mich.

>> Der Weg

Ich suchte Dr. Iris Illmer auf, um der Ursache endlich auf den Grund zu gehen. Sie empfahl mir das Präparat A-D-E-K Vitamine einzunehmen, ein Nahrungsergänzungsmittel mit lipophilem Wirkkomplex mit den vier fettlöslichen Vitaminen A, D, E und K in abgestimmter Dosierung. Ein Einzelpräparat mit der alleinigen Gabe von Vitamin K hat bei mir zu keinem Erfolg geführt, nur die Einnahme dieses Kombinationsproduktes hat endlich Wirkung gezeigt. Nach all der Zeit des Leidens und des Verlusts der Großteil meiner Zähne, gingen nach der Einnahme binnen kurzer Zeit die Entzündungen zurück und auch die Schmerzen verschwanden.

>> Der Erfolg

Der Erfolg mit den A-D-E-K Vitamine lässt sich leicht messen – nicht nur die Entzündungen hörten binnen kurzer Zeit auf, auch mein fortschreitender Zahnverlust konnte gestoppt werden. Durch die Einnahme bin ich endlich schmerzfrei, was nach all der Leidenszeit eine enorme Erleichterung für mich darstellt. Falls es bei mir dennoch zu akuten Schmerzen kommt, habe ich die A-D-E-K Vitamine immer parat – die Wirkung stellt sich immer schnell ein. Auch wenn der bisherige Verlust des Großteils meiner Zähne irreversibel ist, bin ich dennoch sehr erleichtert dem fortschreitenden Zahnverlust entgegenwirken zu können und nicht dabei tatenlos zuschauen zu müssen.

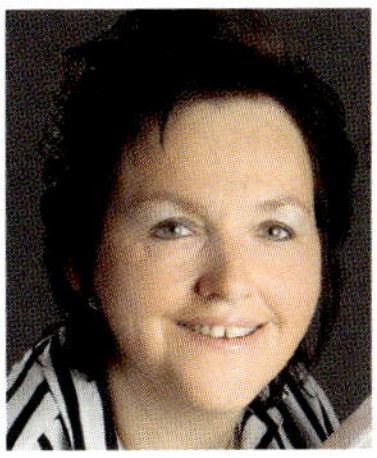

Dr. Iris Illmer
Fachärztin für Allgemeinmedizin

>> Die medizinische Einschätzung
von Dr. Iris Illmer

Die fettlöslichen Vitamine A, D, E und K spielen bei Entzündungen und degenerativen Erkrankungen des Zahnhalteapparats eine zentrale Rolle. Forscher haben herausgefunden, dass Menschen, die unter Parodontose leiden, oft einen Antioxidantienmangel haben. Neben ihren antioxidativen Eigenschaften sind diese Vitamine besonders wichtig für den Erhalt von Knochen und Zähnen. Sie unterstützen den Körper dabei, Kalzium in den Knochen einzulagern, was wiederum für die Stabilität insbesondere der Kieferknochen gebraucht wird.

Handlungsempfehlungen

Check Ups	(Weitere Infos unter https://biogenadiagnostics.com)
Blutanalyse: Premium-Mikronährstoff-Check	

Mikronährstoffe	Produktempfehlung
Vitamin E, Vitamin A, Vitamin K_1 und K_2 und Vitamin D_3	**A-D-E-K Vitamine**

Lifestylemodifikationen

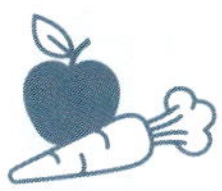

Eine Ernährung reich an Antioxidantien und fettlöslichen Vitaminen ist gut in den Alltag integrierbar. Carotinoide (Provitamin A) sind in grünem Blattgemüse enthalten, allerdings reagieren sie sehr empfindlich auf Hitze, sodass der Anteil an Carotinoiden schnell sinken kann. Eine Möglichkeit seine Zufuhr zu erhöhen ist wöchentlich 2-3 Gemüse-Smoothies reich an z.B. Karotten oder Blattgrün zusätzlich zu trinken (Vitamin A und K), und 1-2 mal pro Woche fettreichen Fisch oder Pilze (Vitamin D) zu essen, um das Zahnfleisch zu stärken. Da sich fettlösliche Vitamine, wie der Name schon sagt, am besten im Fett lösen und verfügbar werden, sollte man 2-3 Teelöffel Leinöl in den Smoothie einrühren.

Bei Entzündungen des Zahnfleischs oder des Kiefers sollte Rauchen vermieden werden, da die schädlichen Stoffe im Rauch die Entzündungen weiter fördern und die Wundheilung verzögern.

ARTHROSE

Gelenkarthrose, Gelenkschmerzen

Name: Udo

Alter: 69

>> Die Geschichte

Vor etwa fünf Jahren begann es – ich konnte nicht mehr laufen und litt unter starken Schmerzen in den Gelenken. Die Diagnose Arthrose folgte bald darauf von meinem Orthopäden, welcher mir auch mitteilte, dass meine Gelenke versteift werden müssen. Ich wollte mir eine zweite Meinung einholen und suchte einen anderen Facharzt auf, aber auch er diagnostizierte mir eine Arthrose und konfrontierte mich damit, dass für mich „der Zug abgefahren sei" und eine Genesung nicht mehr im Bereich des Möglichen lag. Diese Tatsache wollte ich allerdings nicht akzeptieren, schon allein deswegen nicht, weil ich als leidenschaftlicher Friseur im eigenen Familienunternehmen tätig war.

>> Der Weg

Als dann zwei Jahre später die Arthrose weiter fortschritt und auch meinen kleinen Finger, den Zeigefinger und einen meiner Zehen betrafen, musste ich handeln. Die Beschwerden haben nicht nur meine Tätigkeit als Friseur erschwert, sondern sie fast unmöglich gemacht. Zudem begannen meine Finger nach und nach zu verkrümmen. Vor etwa eineinhalb Jahren begann ich auf Empfehlung von Dr. Rainer Didier die Arthro Formula® 4 Gold einzunehmen, jeweils eine Kapsel morgens und abends. Ich nahm seine Empfehlung gerne an, waren wir doch in unserer Familie aufgrund der Erkrankung meines Enkels sehr offen für Nahrungsergänzungsmittel und deren Einsatz zur Erhaltung der Gesundheit.

>> Der Erfolg

Bereits kurze Zeit nach der Einnahme der Arthro Formula® 4 Gold ließen die Beschwerden nach, zuerst in der Zehe und dann in den Fingern. Die Wirksamkeit des Präparats zeigte sich aber auch darin, dass wenn ich die Arthro Formula® 4 Gold absetzte, die Beschwerden in den Fingern schnell wiederkehrten. Seither kann ich nicht nur meiner Arbeit wieder schmerzfrei nachgehen, auch die Gartenarbeit in meiner Freizeit ist kein Problem mehr für mich – und das mit 69 Jahren. Um meine Knochengesundheit zusätzlich zu unterstützen, nehme ich auch Vitamin D_3 ein. Ich bin so begeistert von der Arthro Formula® 4, dass ich sie sogar schon Kunden meines Friseursalons empfohlen habe

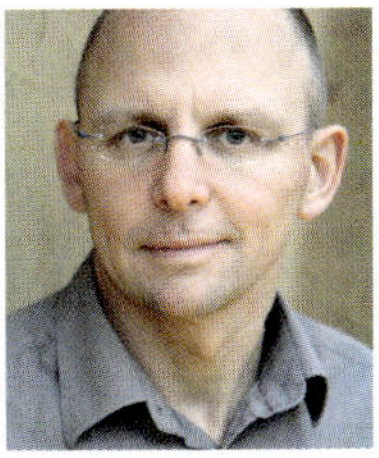

Dr. Rainer Didier

Facharzt für Allgemeinmedizin und Ganzheitliche Medizin

>> Die medizinische Einschätzung
von Dr. Rainer Didier

Wenn der Abbau des Gelenkknorpels fortschreitet verliert das Gelenk seine, im wahrsten Sinne des Wortes, reibungslose Beweglichkeit, es entsteht Arthrose. Die Reibung und somit die Schmerzen nehmen weiter zu, Entzündungen entstehen und das Gelenk wird immer unbeweglicher. Glukosaminsulfat, Chondroitinsulfat und Hyaluronsäure sind Gelenkbausteine und „schmieren" die Gelenke. Natives Kollagen ist ein wichtiger Bestandteil des Knorpelgewebes. Durch die Zufuhr dieser Stoffe kann man den Körper dabei unterstützen das Fortschreiten der Arthrose einzudämmen.

Handlungsempfehlungen

Check Ups	(Weitere Infos unter https://biogenadiagnostics.com)
Bildgebung: Röntgen	
Blutanalyse: Premium-Omega-3-Check	

Mikronährstoffe	Produktempfehlungen
Vitamin D_3	**Vitamin D_3 Tropfen**
Vitamin C, Vitamin E, Vitamin D_3, Mangan, Kupfer, Selen, Korallenpulver, Glukosaminsulfat, Chondroitinsulfat, Hyaluronsäure und Natives Kollagen	**Arthro Formula® 4 Gold**
Fischöl-Konzentrat und Vitamin E	**Omega 3 forte 700**

Lifestylemodifikationen

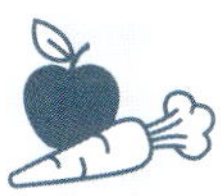

Eine „nicht-entzündungsfördernde" Ernährung sollte bei chronischen Entzündungsgeschehen immer die erste Wahl sein. Wenig Fleisch, Einfachzucker (z.B. Haushaltszucker), Weißbrot und Süßigkeiten. Mehr Omega-3-Fettsäuren aus fettem Fisch oder pflanzlichen Ölen wie z.B. Leinöl.

Koffein gilt es bei einer Arthrose zu meiden, denn das Koffein kann laut Studien negativ auf den Gelenkknorpel einwirken.

Rauchen fördert generell Entzündungen im Körper. Wenn man mit chronischen Entzündungen zu kämpfen hat, sollte man den Griff zur Zigarette meiden.

FINGERGELENKARTHROSE

Arthrose, Gelenkarthrose, Gelenkschmerzen

Name: Renate

Alter: 62

>> Die Geschichte

Ich bemerkte es zum ersten Mal beim Greifen von kleinen Gegenständen wie Brotbrösel mit meinem Zeigefinger und Daumen – es funktionierte einfach nicht mehr so richtig. Zwar hatte ich per se keine Schmerzen in den zwei Fingern, dennoch fiel mir dieser sogenannte Pinzettengriff einfach schwer. Ich beobachtete aber schon, dass wenn ich mir einen der Finger angestoßen hatte, sich zusätzlich ein gewisser Entzündungsschmerz spürbar machte, aber nicht nur das, meine Finger wurden immer unbeweglicher. Anfangs nahm ich die Sache nicht besonders ernst, als sich dann aber die Fingerspitze meines Zeigefingers zu krümmen begann und zunehmend unschön aussah, wollte ich etwas tun.

>> Der Weg

Ich begann nach passenden Mikronährstoffen zu suchen, die bei meinem bestehenden Problem helfen sollten. Meine Wahl fiel auf die Arthro Formula® 4, da ich bei mir selbst eine beginnende Arthrose vermutete. Meine Symptome passten zum Krankheitsbild: Bewegungseinschränkung, aber auch Deformierungen und Steifheit der Gelenke. Ich erkundigte mich, das Präparat enthielt neben Glukosaminsulfat, Chondroitinsulfat und Hyaluronsäure auch Natives Kollagen. Alles Bestandteile, die natürliche Grundbausteine aller Sehnen, Bänder, Knorpel und Knochenstrukturen sind, bzw. zur normalen Knorpel- und Knochenfunktion beitragen. Ebenfalls enthalten sind verschiedene Spurenelemente wie Kupfer, Selen, Mangan und Vitamin C, die meine Zellen vor oxidativem Stress schützen sollten – die perfekte Kombination für mich.

>> Der Erfolg

Seitdem ich die Arthro Formula® 4 einnehme hat sich meine Arthrose nicht mehr weiterentwickelt, ganz im Gegenteil. Meine Finger sind jetzt viel beweglicher und weniger steif, und auch die Verkrümmung weiterer Finger konnte unterbunden werden. Bei meiner geliebten Gartenarbeit kann ich auch wieder den Pinzettengriff anwenden, um beispielweise die Blüten von den Blumen zu zupfen – das ist mir vorher um einiges schwerer gefallen. Erst wenn man in der Bewegungsfreiheit eingeschränkt ist, merkt man, wie viel man seine Hände eigentlich untertags braucht, um die einfachsten Dinge zu erledigen. Dank der Arthro Formula® 4 fällt mir mein gesamter Alltag wieder um einiges leichter.

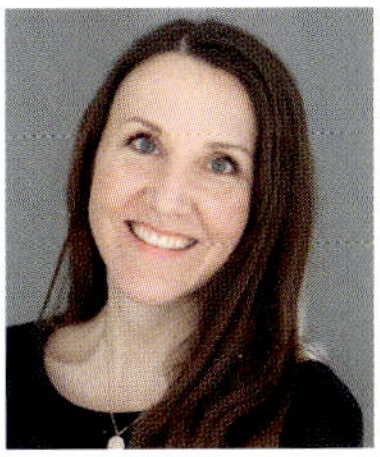

Mag. Margit Weichselbraun

Ernährungswissenschafterin und Mitglied des Miracon-Science-Wissenschaftsteams

>> Die wissenschaftliche Einschätzung
von Mag. Margit Weichselbraun

Glukosamin, Chondroitin, Hyaluron, natives Kollagen, Mineralien und Vitamin D_3 zählen mittlerweile zu den Nährstoffen der Wahl bei der Behandlung von Arthrose. Diese Nährstoffe sind der Baustoff für die durch Arthrose betroffenen Gewebearten. Durch die Ergänzung dieser Stoffe unterstützt man den Körper dabei die degenerativen Vorgänge im Gelenkbereich zu bekämpfen. Zusätzlich könne die Entzündungen zurückgehen und das Gelenk wird dadurch weniger angegriffen.

Handlungsempfehlungen

Check Ups	(Weitere Infos unter https://biogenadiagnostics.com)
Bildgebung: Röntgen	
Blutanalyse: Premium-Omega-3-Check	

Mikronährstoffe	Produktempfehlungen
Vitamin D_3	**Vitamin D_3 2000 vegan**
Glukosaminsulfat, Chondroitinsulfat, Hyaluronsäure, Natives Collagen, Spurenelemente und Vitamine	**Arthro Formula® 4 Gold**
Omega-3-Fettsäuren und Vitamin E	**Omega 3 forte 700**

Lifestylemodifikationen

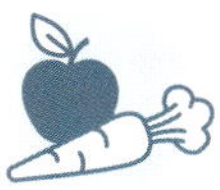

Eine „nicht-entzündungsfördernde" Ernährung sollte bei chronischen Entzündungsgeschehen immer die erste Wahl sein. Wenig Fleisch, wenig Einfachzucker wie z.B. Haushaltszucker, Weißbrot und Süßigkeiten. Mehr Omega-3-Fettsäuren aus fettem Fisch oder pflanzlichen Ölen wie z.B. Leinöl.

Koffein gilt es bei einer Arthrose zu meiden, denn das Koffein kann sich laut Studien negativ auf den Gelenkknorpel auswirken.

Rauchen fördert generell Entzündungen im Körper. Wenn man mit chronischen Entzündungen zu kämpfen hat, sollte man den Griff zur Zigarette meiden.

OSTEOPOROSE

Wechseljahrebeschwerden, Magenkrämpfe, Östrogen, Knochenschwund

Name: Tursula

Alter: 58

>> Die Geschichte

Ich erhielt vor ein paar Jahren die Diagnose Osteoporose, als ich bei meinem Orthopäden eine Knochendichtemessung machen ließ. Darüber war ich sehr überrascht, gab es doch in meiner Familie keine bekannten Fälle dieser Stoffwechselerkrankung der Knochen. Neben der Diagnose selbst machten mir die Ärzte keine Hoffnung auf Heilung und verschrieben mir Medikamente zur dauerhaften Einnahme. Darüber hinaus plagten mich Wechseljahresbeschwerden, allen voran Hitzewallungen, die mich mehrmals pro Tag überkamen. Durch meinen stressigen Alltag esse ich unregelmäßig und lasse regelmäßig Mahlzeiten aus, was bei mir oft in starken Magenschmerzen und Magenkrämpfen endete und für schlaflose Nächte sorgte.

>> Der Weg

Meine Tochter war es, die mich auf die ganzen Nebenwirkungen der Medikamente aufmerksam machte und mir stattdessen die Einnahme von bestimmten Mikronährstoffen vorschlug. Anfangs war ich skeptisch, doch als eine Arbeitskollegin mir die unerwünschten Nebenwirkungen der mir verschriebenen Medikamente bestätigte, entschloss ich mich gegen eine weitere Einnahme. Durch meine Tochter kam ich auch zum ersten Mal mit Biogena in Berührung und informierte mich über die nützlichen Mikronährstoffe zu meinen gesundheitlichen Problemen. Ich begann Osteo Calbon Komplex® Gold und die Vitamin D_3 Tropfen einzunehmen. Bezüglich meiner Wechseljahrebeschwerden stieß ich auf Yams Balance. Fit@work® Stressbiotic sollte mich im Alltag unterstützen und das Basogena® 5e Basenpulver meine Magenkrämpfe lindern.

>> Der Erfolg

Seit 2019 nehme ich nun Osteo Calbon Komplex® Gold in Kombination mit Vitamin D_3 ein. Obwohl mir die Ärzte damals ausdrücklich erklärt hatten, dass Osteoporose nicht heilbar ist, lautete ein Jahr später die Diagnose nicht mehr Osteoporose, sondern nur noch Osteopenie. Das war für mich ein unglaublicher Erfolg, vor allem so schnell, nebenwirkungsfrei und ohne Medikamente einnehmen zu müssen. Durch die regelmäßige Einnahme von Yams Balance sind auch meine Hitzewallungen völlig verschwunden und mein sensibler Magen durch das Basogena® 5e Basenpulver im Gleichgewicht. Mit fit@work® Stressbiotic komme ich wieder gut durch den Alltag – ich fühle mich fit und verfüge über viel mehr Energie.

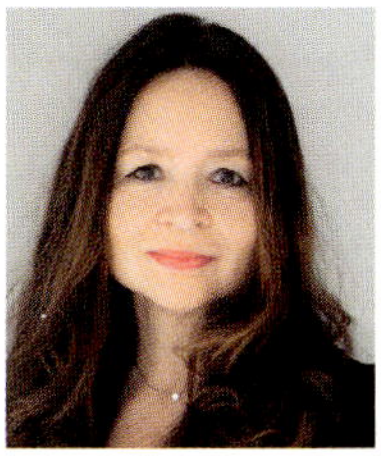

Mag. Diana Apflauer
Ernährungswissenschafterin und Mitglied des Miracon-Science-Wissenschaftsteams

>> Die wissenschaftliche Einschätzung
von Mag. Diana Apflauer

Wenn der körpereigene Östrogenspiegel in der Postmenopause stark abfällt, können Isoflavonoide aus Soja oder Diosgenin aus der Yamswurzel als schwacher Östrogenersatz (Phytoöstrogene) dem menopausalen Osteoporoserisiko entgegenwirken und die menopausalen Symptome abmildern. Es gibt einige weitere Mikronährstoffe, die für den Erhalt der Knochendichte wichtig sind. Silizium ist im Bindegewebe zu finden, wo es die Quervernetzung der Knochen unterstützt und Ossein-Hydroxylapatit spielt beim Erhalt der Knochendichte eine Rolle. Auch Calcium, Phosphor, Magnesium, Mangan und Zink unterstützen den Erhalt stabiler Knochen. Vitamin D spielt eine begleitende Rolle, denn es trägt zur Verwertung von Calcium und Phosphor im Knochen bei.

Handlungsempfehlungen

Check Ups (Weitere Infos unter https://biogenadiagnostics.com)
Premium-Osteoporose-Check

Mikronährstoffe	Produktempfehlungen
Ossein-Hydroxyapatit, Calcium, Bor, Vitamin K_2, Vitamin D_3 und Bambus-Extrakt	**Osteo Calbon Komplex® Gold**
Vitamin D_3	**Vitamin D_3 & K_2 Tropfen**
Yamswurzel-Extrakt	**Yams Balance**
Calcium und Natrium	**Basogena® 5e Basenpulver**
Lacto- und Bifidobakterienkulturen, Safran-Extrakt, Vitamin C und Riboflavin	**fit@work® Stressbiotic**

Lifestylemodifikationen

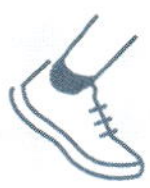

Eine der effektivsten Präventionsmaßnahmen bei Osteoporose, neben einer ausreichenden Mikronährstoffversorgung, ist Sport. Durch das Bewegen der Knochen, durch den Druck des Eigengewichtes auf die Knochen und beispielsweise durch die leichten Erschütterungen beim Laufen, werden die Knochen angeregt sich zu erneuern und zu verdichten.

GELENKSCHMERZEN

Gelenkentzündung, Müdigkeit

Name: Rana

Alter: 38

>> Die Geschichte

Als angehender Gesundheitscoach war ich immer schon ein Fan der Funktionellen Medizin und insbesondere von hochwertigen Nahrungsergänzungsmitteln. Dabei war mir nicht nur die hohe Bioverfügbarkeit der Mikronährstoffe wichtig, sondern auch dass es sich um Reinsubstanzen ohne jegliche Zusatzstoffe handelte, um die Gesundheit meines Körpers bestmöglich zu fördern. Dass ein Mangel an Omega-3-Fettsäuren im Blut bei mir ein Thema sein könnte, daran dachte ich nicht, standen doch Leinöl und Nüsse regelmäßig auf meinem Speiseplan. Erst als meine Gelenke in den Händen jeden Morgen schmerzten und ich unter Antriebslosigkeit, Müdigkeit und Erschöpfung litt, machte ich mir Gedanken und suchte meinen Hausarzt auf.

>> Der Weg

Mein Hausarzt äußerte den Verdacht einer Rheumatoiden Arthritis und veranlasste eine umfangreiche Blutuntersuchung mit unterschiedlichen Parametern. Zum Glück bestätigte sich sein Verdacht nicht, aber es zeigte sich, dass beim untersuchten Omega-3-Index meine Werte nicht im Optimalbereich lagen und ich zusätzlich Omega-3-Fettsäuren zuführen sollte. Meine Wahl fiel auf die Nahrungsergänzungsmittel von Biogena, die mich aufgrund des Reinsubstanzenprinzips immer schon angesprochen hatten. Ich suchte den neuen Biogena-Store auf der Mariahilferstraße auf und ließ mich dort beraten. Ich entschied mich als überzeugte Vegetarierin für das Produkt Omega 3 vegan DHA & EPA 450 und nahm die erste Kapsel noch am selben Tag ein.

>> Der Erfolg

Ich muss zugeben, anfangs war ich etwas skeptisch, ob mein empfindlicher Magen nicht nur auf die Größe der Kapseln, sondern auch auf die Omega-3-Fettsäuren selbst reagieren würde. Ich hörte immer wieder, dass es nach der Einnahme der Fettsäuren zu Magenbeschwerden kommen kann. Weder noch passierte, das Schlucken der zwei Kapseln täglich stellte kein Problem dar und auch Magenprobleme blieben aus – hier zeigte sich ganz klar die hohe Qualität des Produkts. Aber das Wichtigste: Meine morgendlichen Gelenkbeschwerden waren passé und auch der Brain Fog und die schlechte Stimmung ließ schnell nach. Mein Lebensgefühl ist nicht nur einfach besser, ich weiß auch, dass ich meinem Körper mit den Omega-3-Fettsäuren täglich etwas Gutes tue.

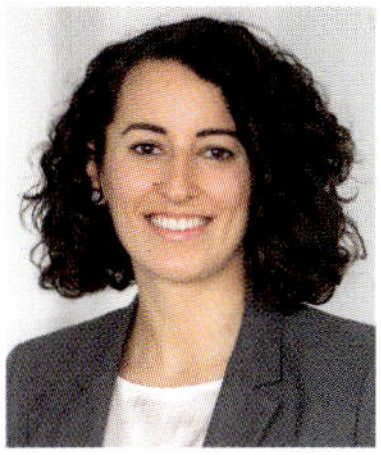

Camilla Freinek, MSc.

Genetikerin, Biologin und Mitglied des Miracon-Science-Wissenschaftsteams

>> Die wissenschaftliche Einschätzung
von Camilla Freinek

Wenn Gelenkschmerzen über einen längeren Zeitraum täglich wiederkehren und Rheuma ausgeschlossen wird, kann das ein Zeichen für chronische Entzündungen in den Gelenken sein. Eine Bestimmung des Omega-3-Index gibt Aufschluss, ob ein Ungleichgewicht im Fettsäure-Verhältnis besteht. Ist das der Fall, besteht eine gute Wahrscheinlichkeit durch eine Ernährungsumstellung und einer erhöhten Zufuhr von Omega-3-Fettsäuren dauerhaft den Entzündungen entgegenzuwirken. Zusätzlich bietet eine angemessene Zufuhr an Omega-3-Fettsäuren für viele Volkskrankheiten wie Herzkreislauferkrankungen, denen der gleiche Ursprung eines chronischen Entzündungsgeschehens zu Grunde liegt, eine schützende Wirkung.

Handlungsempfehlungen

Check Ups	(Weitere Infos unter https://biogenadiagnostics.com)
Blutanalyse: Premium-Omega-3-Check	

Mikronährstoffe	Produktempfehlung
Öl aus der Mikroalge Schizochytrium sp.	**Omega 3 vegan DHA & EPA 450**

Lifestylemodifikationen

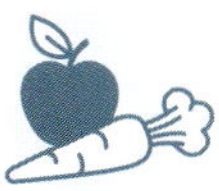

Eine „nicht-entzündungsfördernde" Ernährung sollte bei chronischen Entzündungsgeschehen immer die erste Wahl sein. Wenig Fleisch, wenig Einfachzucker wie z.B. Haushaltszucker, Produkte aus Weißmehl und Süßigkeiten. Mehr Omega-3-Fettsäuren aus fettem Fisch oder pflanzlichen Ölen wie z.B. Leinöl.

Rauchen fördert generell Entzündungen im Körper. Wenn man mit chronischen Entzündungen zu kämpfen hat, sollte man den Griff zur Zigarette meiden.

KNORPELSCHADEN

Arthrose

Name: Horst

Alter: 60

>> Die Geschichte

Als ich meinen Arzt aufsuchte, waren meine Knieschmerzen enorm, meine Bewegungsfreiheit dadurch stark eingeschränkt. Dieser diagnostizierte einen Knorpelschaden und machte mein Knie punktmäßig auf, um sich ein genaues Bild zu machen. Dort zeigte sich ein nur mehr hauchdünner Knorpel mit Unebenheiten. Er entschied sich für eine sogenannte Pridie-Bohrung, ein medizinischer Eingriff, welcher bei Knorpelschäden angewandt wird. Durch die Technik des Anbohrens wird hierbei versucht eine Stimulation des Knorpels anzuregen, um damit eine erneute Knorpelbildung zu fördern, indem der beschädigte Knorpel abgetragen und der darunter liegende Knochen angebohrt wird. Es handelte sich dabei um eine kleine operative Behandlung, dennoch folgte eine wochenlange Krankschreibung.

>> Der Weg

Mir war klar, dass der nachwachsende Knorpel nicht so belastbar sein würde, wie mein ursprünglicher. An die Einnahme von Mikronährstoffen, um die Knorpelbildung zu unterstützen, dachte ich allerdings nicht – ich habe ehrlich gesagt nicht besonders an die Wirkung von Mikronährstoffen geglaubt. Erst durch die Überzeugungsarbeit meiner Frau versuchte ich es mit der Arthro Formula® 4 Gold. Was hatte ich zu verlieren, ich konnte lediglich gewinnen. Für drei Monate nahm ich drei Mal täglich eine Kapsel des Kombinationsproduktes ein und reduzierte danach auf eine Kapsel pro Tag für weitere sechs Monate. Alles in der Hoffnung nach sechs Monaten einen Fortschritt in der Knorpelbildung sehen zu können.

>> Der Erfolg

Nach einem halben Jahr staunte mein Arzt nicht schlecht, als er in der Kernspintomografie sah, wie viel Knorpel sich in meinem Knie nachgebildet hatte. Nicht nur er war überrascht, ich ehrlicherweise auch. Ich hätte nicht damit gerechnet, dass ein paar Mikronährstoffe aus einer weißen Dose soviel Auswirkung auf meine Gesundheit haben könnten. Aber hier konnte ich es schwarz auf weiß sehen – der Knorpel hatte sich wieder neu gebildet. Doch nicht nur das, mit 60 Jahren war ich endlich beschwerdefrei, ein schönes Gefühl. Danach habe ich meine Einstellung zu Mikronährstoffen geändert. Wenn es nach einer längeren körperlichen Betätigung im Knie zwickt und zwackt, steht die Arthro Formula® 4 Gold seither jederzeit bereit.

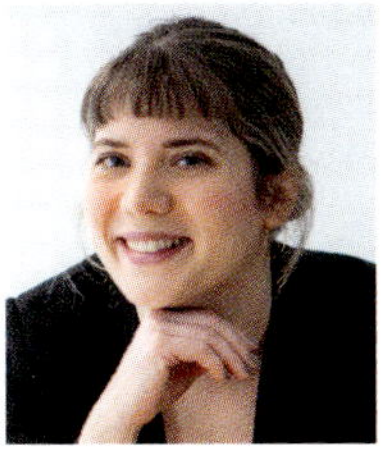

Natalie Lebner, MSc.

Ernährungswissenschafterin und Mitglied des Miracon-Science-Wissenschaftsteams

>> Die wissenschaftliche Einschätzung
von Natalie Lebner

Glukosamin, Chondroitin, Hyaluron, natives Kollagen, Mineralien und Vitamin D_3 zählen mittlerweile zu den Nährstoffen der Wahl bei der Behandlung von Arthrose. Diese Nährstoffe sind u.a. die Baustoffe für die durch Arthrose betroffenen Gewebearten. Durch die Ergänzung dieser Stoffe unterstützt man den Körper dabei die degenerativen Vorgänge im Gelenkbereich zu bekämpfen und versorgt ihn mit allen Nährstoffen, die er für den Knorpelaufbau benötigt. Zusätzlich können die Entzündungen zurückgehen und das Gelenk wird dadurch weniger angegriffen.

Handlungsempfehlungen

Check Ups	(Weitere Infos unter https://biogenadiagnostics.com)
Blutanalyse: Premium-Omega-3-Check	
Bildgebung: MRT	

Mikronährstoffe	Produktempfehlung
Vitamin C, Vitamin E, Vitamin D_3, Mangan, Kupfer, Selen, Korallenpulver, Glukosaminsulfat, Chondroitinsulfat, Hyaluronsäure und Natives Kollagen	**Arthro Formula® 4 Gold**

Lifestylemodifikationen

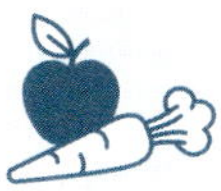

Eine „nicht-entzündungsfördernde" Ernährung sollte bei chronischen Entzündungsgeschehen immer die erste Wahl sein. Wenig Fleisch, wenig Einfachzucker wie z.B. Haushaltszucker, Weißbrot und Süßigkeiten. Mehr Omega-3-Fettsäuren aus fettem Fisch oder pflanzlichen Ölen wie z.B. Leinöl.

Koffein gilt es bei einer Arthrose zu meiden, denn das Koffein kann laut Studien negativ auf den Gelenkknorpel einwirken.

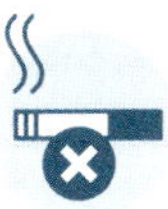

Rauchen fördert generell Entzündungen im Körper. Wenn man mit chronischen Entzündungen zu kämpfen hat, sollte man den Griff zur Zigarette meiden.

BORRELIOSE

Gelenkschmerzen, Gelenkentzündungen

Name: Martina

Alter: 58

>> Die Geschichte

Ich hatte eigentlich immer schon Beschwerden in den Knien, zumindest seitdem ich denken kann. Dabei wechselten sich Schmerzen und Schwellungen ab, die nach beschwerdefreien Intervallen immer wieder aufflammten und von Knie zu Knie sprangen. Irgendwann wurden sie für mich aber untragbar und ich entschloss mich einen Arzt aufzusuchen, um der Ursache auf den Grund zu gehen. Dieser veranlasste ein großes Blutbild, in dem sich auffällige Werte für eine Borreliose zeigte. Diese schien schon längere Zeit zurückzuliegen und sich als chronische Lyme-Borreliose in Form von meinen Knieschmerzen zu manifestieren. Nun machten meine andauernden Beschwerden in meinen Kniegelenken Sinn, ich hatte endlich nach all den Jahren die Ursache gefunden.

>> Der Weg

Aus schulmedizinischer Sicht sollte die Borreliose mit einer gezielten vierwöchigen Antibiotikagabe behandelt werden. Diese Therapieform stand für mich anfänglich aber außer Frage, wusste ich doch über die schwerwiegenden Folgen von Antibiotika auf die Darmflora und ihre Auswirkungen Bescheid. Vor allem sollte ich die Medikamente über einen langen Zeitraum einnehmen, das machte mir Sorgen. Gleichzeitig wusste ich, dass ich vermutlich nicht um die Einnahme der Antibiotika herumkommen würde, um die Borreliose nachhaltig zu behandeln. Ich entschied mich gleichzeitig zu der medikamentösen Therapie meine Darmflora mit Präbiotika in Form von ColonBalance® zu unterstützen.

>> Der Erfolg

Vier Wochen lang nahm ich morgens die Antibiotika und abends das ColonBalance® ein. In diesem Zeitraum litt ich unter keinen Nebenwirkungen der Antibiotikatherapie, ganz im Gegenteil. Die im ColonBalance® enthaltenen Präbiotika schienen meinem Darm richtig gut zu tun, meine Verdauung blühte regelrecht auf. Die Antibotikatherapie zeigte auch Wirkung, die Beschwerden in meinen Knien klangen nach all den Jahren endlich ab. Im Nachhinein bin ich froh, mich schlussendlich doch für diese Behandlung entschieden, aber gleichzeitig meine Darmflora unterstützt zu haben. Ganz im Sinne meines Lieblingszitats von Hippokrates – „Wer heilt hat recht".

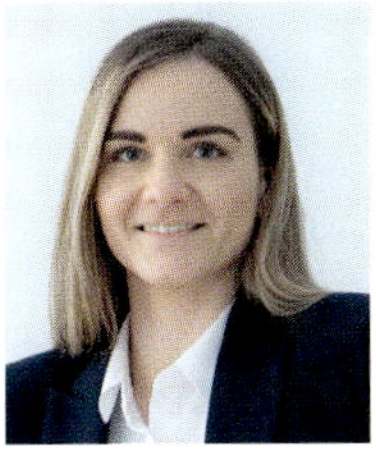

Dipl.-Ing. Sophie Humer

Lebensmitteltechnologin und Mitglied des Miracon-Science-Wissenschaftsteams

>> Die wissenschaftliche Einschätzung
von Dipl.-Ing. Sophie Humer

Die Auswirkungen eine Antibiotikatherapie auf die Darmbakterien ist ein bekanntes Problem. Durch die Antibiotikaeinnahme kommt es einerseits zu einer gewünschten Beseitigung pathogener Bakterien, andererseits werden dadurch die „guten" Darmbakterien im Darm reduziert. Dadurch kann es zu einem Ungleichgewicht der Darmflora kommen. Um dem entgegenzuwirken, sollte man den Darm unterstützen. Entweder mit der Einnahme von gewünschten Lacto- und Bifidobakterien (Probiotika), oder der Einnahme von Ballaststoffen, welche die vorhandenen Lacto- und Bifidobakterien nähren und deren Vermehrung fördern (Präbiotika). Lösliche Ballaststoffe unterstützen zusätzlich die Darmtätigkeit und binden Wasser, wodurch sie einer antibiotikabedingten Diarrhoe vorbeugen.

Handlungsempfehlungen

Check Ups (Weitere Infos unter https://biogenadiagnostics.com)
Stuhlanalyse: Premium-Darm-Mikrobiom-Check

Mikronährstoffe	Produktempfehlungen
Resistentes Dextrin, Wachsmaisquellstärke (Amylopektin), Akazienfaser und Citruspektin	**ColonBalance®**
Lacto- und Bifidobakterien und Inulin	**Omni Lactis® 20**

Lifestylemodifikationen

Bei Borreliose handelt es sich um eine bakterielle Erkrankung, die zu Entzündungen verschiedenster Organsysteme führen kann. Rauchen wirkt entzündungsfördernd und schwächt das Immunsystem. Somit sollte bei einer diagnostizierten Borreliose auf Rauchen verzichtet werden.

SCHULTERSCHMERZEN

Gelenkschmerzen, Frozen-Shoulder

Name: Petra

Alter: 55

>> Die Geschichte

Es begann alles mit Beschwerden in meiner Schulter. Irgendwann konnte ich meinen Arm nicht mehr heben und litt unter permanenten Schmerzen. Das ging sogar soweit, dass ich Kleidungsstücke, welche ich mir morgens anzog, abends ohne Hilfe nicht mehr ausziehen konnte. Über die Jahre folgten mehrere Diagnosen, darunter Sehnenansatzentzündungen, sowie auch kleine Einrisse der Sehnen, Verschleißerscheinungen und Verkalkungen. Ich war in jungen Jahren 3-4 Mal die Woche mehrere Stunden als Turnerin aktiv und wusste, dass die damit verbundenen Verletzungen Spuren an meinen Gelenken hinterlassen hatten und für meinen Zustand mitverantwortlich waren. Allen voran deswegen, weil es heutzutage mehr Therapiemöglichkeiten gibt Verletzungen im Sport zu behandeln als noch vor 40 Jahren.

>> Der Weg

Trotz regelmäßiger Physio- und Stoßwellentherapien verbesserte sich mein Zustand immer nur vorübergehend. Darüber hinaus machten sich noch bei Kälte und starker Bewegung Entzündungen bei meiner Hüfte bemerkbar, die mich zusätzlich einschränkten. Ich wusste, dass meine verschiedenen Beschwerden nur zum Teil reversibel waren, wollte meine Gelenke aber dennoch unterstützen und vielleicht sogar Beschwerdefreiheit erlangen. Ein guter Bekannter empfahl mir die Arthro Formula® 4 Gold, um mit dieser Wirkstoffkombination den Erhalt meine Knorpelfunktion, Zellintegrität und Bindegewebsstrukturen zu fördern. Zusätzlich nahm ich noch das Produkt Weihrauch 400 mit den enthaltenen Boswelliasäuren ein, die zur Kühlung und zum Wohlbefinden meiner Gelenke beitragen sollten.

>> Der Erfolg

Seit Ende 2017 nehme ich die Arthro Formula® 4 Gold ein und kann sagen – es geht mir jetzt viel besser. Ich leide unter deutlich weniger Schmerzen, bin beweglicher und habe abends auch kein Problem meine Kleidung ohne Hilfe auszuziehen. Die Entzündungen bei meiner Hüfte und meinen Füßen haben sich ebenfalls gebessert – dazu hat mit Sicherheit das Produkt Weihrauch 400 beigetragen. Auch wenn ich damals nicht im Bereich des Hochleistungssports tätig war, hat meine regelmäßige Bewegung als Turnerin offenbar meine Gelenke und Sehnen in Mitleidenschaft bezogen. Ich bin froh durch gezielte Mikronährstofftherapie meinen Bewegungsapparat bestmöglich unterstützt zu haben und beschwerdefrei zu leben.

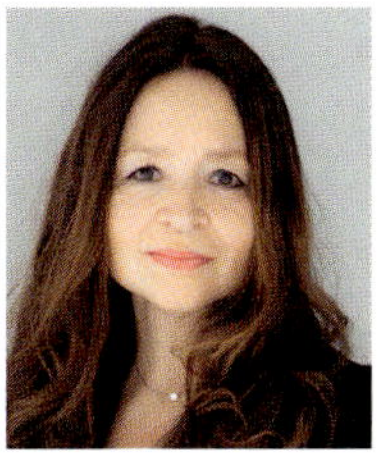

Mag. Diana Apflauer
Ernährungswissenschafterin und Mitglied des Miracon-Science-Wissenschaftsteams

>> Die wissenschaftliche Einschätzung
von Mag. Diana Apflauer

Verantwortlich für die Wirkung des Weihrauchs ist die darin enthaltene Boswelliasäure. Diese nimmt Einfluss auf das Enzym 5-Lipoxygenase. Weihrauch programmiert das normalerweise entzündungsfördernde Enzym 5-Lipoxygenase um, sodass es entzündungshemmend wirkt. Gelenkunterstützende Stoffe wie Glucosamin, Chondroitin, Natives Kollagen und Hyaluronsäure sind dann die Gelenkbaustoffe, die der Köper zur Regeneration benötigt.

Handlungsempfehlungen

Check Ups	(Weitere Infos unter https://biogenadiagnostics.com)
Bildgebung: MRT	

Mikronährstoffe	Produktempfehlungen
Vitamin C, Vitamin E, Vitamin D_3, Mangan, Kupfer, Selen, Korallenpulver, Glukosaminsulfat, Chondroitinsulfat, Hyaluronsäure und Natives Collagen	**Arthro Formula® 4 Gold**
Weihrauch	**Weihrauch 400**

Lifestylemodifikationen

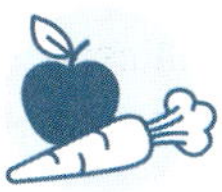

Eine „nicht-entzündungsfördernde" Ernährung sollte bei chronischen Entzündungsgeschehen immer die erste Wahl sein. Wenig Fleisch, Einfachzucker wie z.B. Haushaltszucker, Weißbrot und Süßigkeiten. Mehr Omega-3-Fettsäuren aus fettem Fisch oder pflanzlichen Ölen wie z.B. Leinöl.

Koffein gilt es bei einer Arthrose bzw. Gelenkproblemen zu meiden, denn es kann sich laut Studien negativ auf den Gelenkknorpel auswirken.

Rauchen fördert generell Entzündungen im Körper. Wenn man mit chronischen Entzündungen zu kämpfen hat, sollte man deshalb den Griff zur Zigarette meiden.

UNTERSCHENKELBRUCH

Mikronährstoffmangel, Knochenschwund, Osteoporose

Namen: Wilfried und Marianne

Alter: 83 und 80

>> Die Geschichte

Seit etwa 30 Jahren beschäftigen sich meine Frau und ich uns mit gesunder Ernährung und der optimalen Versorgung des Körpers mit allen wichtigen Vitaminen und Mineralstoffen. Aus diesem Grund ließen wir auch unser Blut analysieren und uns von Prof. Winkler genau aufzeigen, welche Mikronährstoffe unseren Körpern fehlten. Dabei wurde ein besonderer Fokus auf unser Immunsystem gelegt, was nicht nur aufgrund der aktuellen Pandemie, sondern wegen unseres fortgeschrittenen Alters gestärkt werden sollte. In dieser Zeit passierte mir aber dummerweise ein Unfall, bei welchem ich mir den rechten Unterschenkel zertrümmerte. Es folgte eine schwere Entzündung und mehrere Operationen, um mein Bein nicht zu verlieren.

>> Der Weg

Zwar hatte ich die Operationen gut überstanden, den Ärzten zufolge würde die Genesung meines komplexen Bruchs allerding mehrere Jahre in Anspruch nehmen. Prof. Winkler nahm sich meiner besonderen Situation an und empfahl mir eine gezielte Supplementierung mit unterschiedlichen Mikronährstoffen, um die Heilung meines Bruchs zu beschleunigen. Es folgten regelmäßige Blutanalysen um nicht nur Entzündungswerte zu überprüfen, sondern auch die Dosis der verschiedenen Mikronährstoffe an die aktuelle Versorgung anzupassen. Wie gut sich die Mikronährstoffe auf die Heilung meines Bruchs auswirkten brachten nicht nur mich zum Erstaunen, sie überraschte allen voran die behandelnden Chefärzte – mein Heilungsfortschritt lag weit über der Erwartung eines normalen 83-Jährigen.

>> Der Erfolg

Nicht nur die Heilung meines Knochenbruchs ging in großen Schritten voran, mein Blutbild zeigte eine optimale Mikronährstoffversorgung. Obwohl ich derzeit noch mit dem Rollator unterwegs bin, bin ich dennoch zuversichtlich bald meine Bewegungsfreiheit wiederzuerlangen und mit meiner Frau tanzen gehen zu können. Mir geht es sehr gut, vor allem wenn man bedenkt in was für einen Zustand mein Bein noch vor einem dreiviertel Jahr war. Auch mein Immunsystem und das meiner Frau ist deutlich gestärkt. Wie vital wir zwei eigentlich sind, sehen wir allen voran in unserem Umfeld – da sind wir mit Abstand die fittesten in unserem Alter und haben richtig Spaß am Leben.

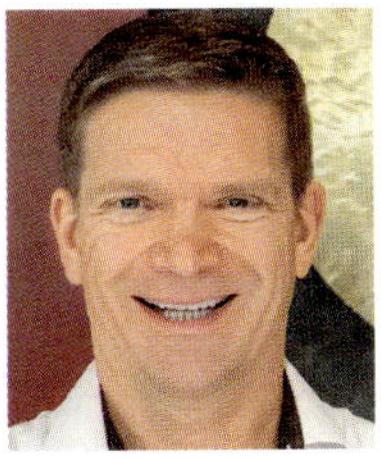

Prof. Dr. med. János Winkler

Facharzt, Molekularmediziner und Schmerztherapeut

>> Die medizinische Einschätzung
von Prof. Dr. med. János Winkler

Noch immer höre ich den Satz: „Wer sich ausgewogen ernährt, ist mit allem versorgt!". Dem ist aber nicht so. Nach 13.500 Laboraufträgen, die ich generiert habe, weiß ich, wovon ich rede! Ich halte mich an die alte Wissenschaftsregel: „Wer wissen will, muss messen!" und ich finde Defizite bei zweijährigen wie bei 93-jährigen, quer durch alle Lebensstile. Deshalb messe ich und kann gezielt mit bestimmten Vital- und Mikronährstoffen substituieren. Und das habe ich auch in dem hier vorliegenden Fall gemacht. Um die Muskelmasse gerade beim älteren Menschen so gut wie möglich zu erhalten, ist eine erhöhte Proteinzufuhr und der richtige Trainingsreiz zwingend erforderlich. Der Muskel braucht aber auch noch Magnesium, Omega 3 und Eisen. Bei einem Knochenbruch ist das Ziel, die Reparatur und den Erhalt der Knochendichte zu unterstützen. Dazu messe und substituiere ich Calcium, Vitamin D_3, Phosphor aber eben auch Bor, Vitamin K_2 und Silizium. Dann hat der innere Arzt alles was er braucht und dann staunen auch Chefärzte auf der Chirurgiestation bei einem 83-jährigen, der eigentlich sein Bein hätte nicht behalten können.

Handlungsempfehlungen

Check Ups	(Weitere Infos unter https://biogenadiagnostics.com)
Blutanalyse: Premium-Omega-3-Check	

Mikronährstoffe	Produktempfehlungen
Vitamin D_3	Vitamin D_3 Tropfen
Vitamin C	Ester-C® Gold
Magnesium	Siebensalz® Magnesium
Ossein-Hydroxyapatit, Calcium, Bor, Vitamin K_2, Bambus-Extrakt	Osteo Calbon Komplex® Gold
Eiweißkonzentrat	Protein CS 156/18

Lifestylemodifikationen

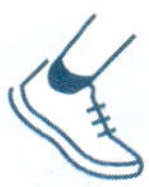

Man sollte mit Hilfe physiotherapeutischer Übungen den Aufbau wichtiger Muskelstrukturen sichern. Jeder muss aber selbst dafür sorgen, nach Verletzungen so gut wie möglich in Bewegung zu bleiben. Dieser 83-jährige hatte das beherzigt und er ist dafür belohnt worden.

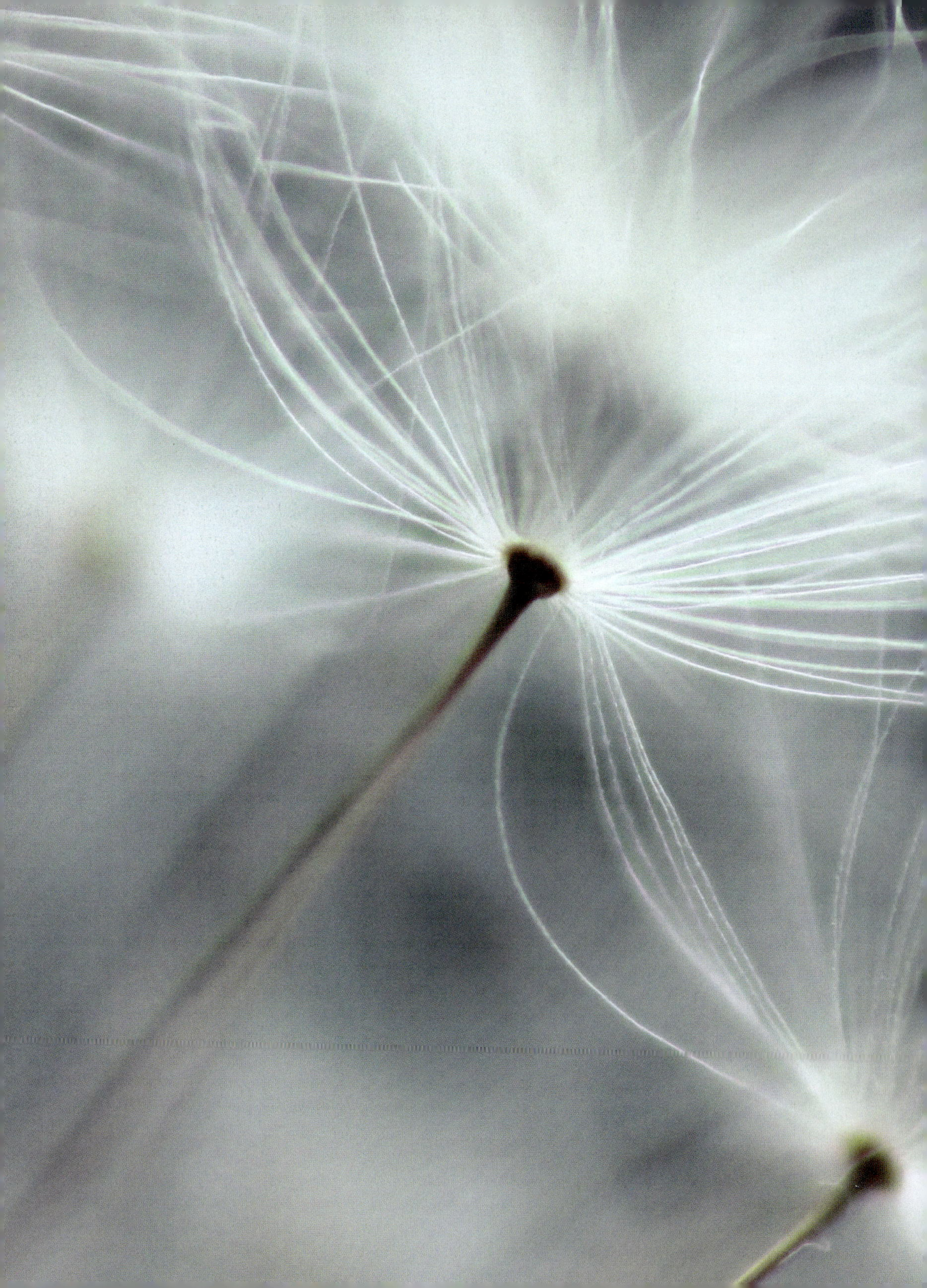

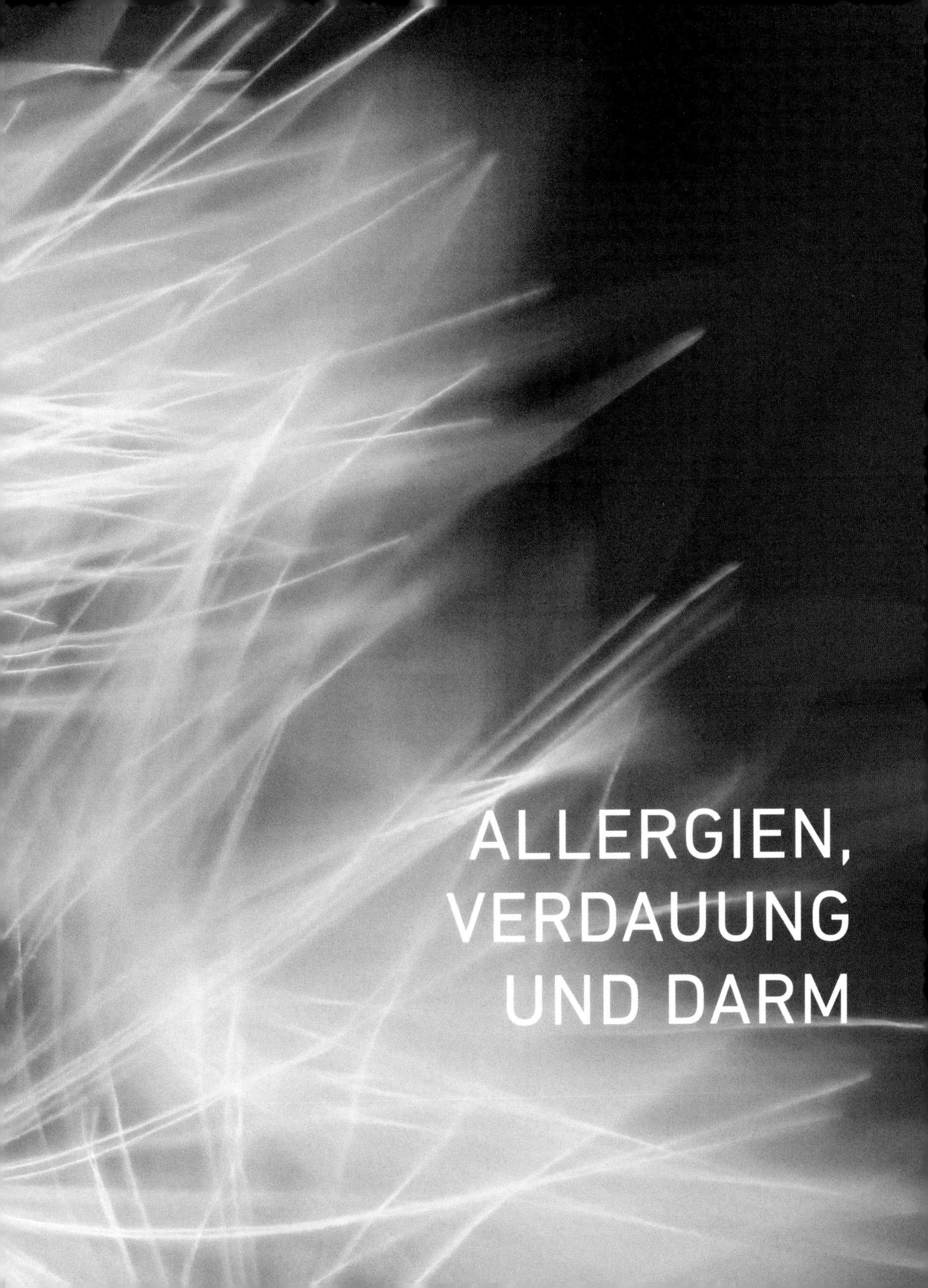

ALLERGIEN, VERDAUUNG UND DARM

DYSBIOSE

Darmkrebs, Blähungen, Bauchschmerzen, Nahrungsmittelunverträglichkeiten

Name: Margot

Alter: 84

>> Die Geschichte

Nach der Diagnose Darmkrebs und dazugehöriger Operation war mein Darm stark in Mitleidenschaft gezogen und meine Darmflora aus dem Gleichgewicht. Dies machte sich nicht nur durch ständige Darmwinde bemerkbar, sondern auch durch plötzliche Nahrungsmittelunverträglichkeiten gegenüber Gluten und Histamin. Ich fühlte mich unwohl und wusste, ich brauche Unterstützung, um meine Darmgesundheit wiederherzustellen.

>> Der Weg

Ich kam 2013 zu Dr. Julia Bäumer über Ihren Mann, einem kompetenten und freundlichen Orthopäden, bei welchem ich schon zuvor in Behandlung war. Anhand diverser Blut- und Stuhluntersuchungen ging sie der Ursache meiner Darmwinde sowie der Histamin- und Glutenunverträglichkeit auf den Grund. Danach erfolgte eine gezielte Supplementierung mit Mikronährstoffen, um meinen Darm binnen sechs Monaten wiederaufzubauen und zusätzlich eine Ernährungsumstellung, welche sich über ein Jahr ziehen sollte.

>> Der Erfolg

Nach meiner auf mich zugeschnittenen Therapieempfehlung von Dr. Bäumer gehörten nicht nur meine Nahrungsmittelunverträglichkeiten bald der Vergangenheit an, auch meine Darmgesundheit konnte wiederhergestellt werden. Eine Tatsache, die mir meine Lebensqualität wiederbrachte. Darüber hinaus fühle ich mich seither trotz hohen Alters fit und agil und bin so aktiv, dass ich sogar noch einen akademischen Weg eingeschlagen habe und mich auf der Uni weiterbilde.

>> Die medizinische Einschätzung

von Dr. Julia Bäumer

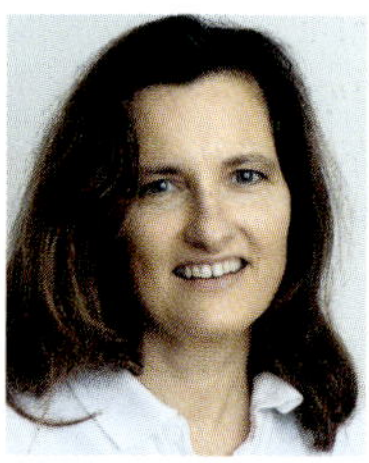

Dr. Julia Bäumer

Fachärztin für Urologie und Naturheilverfahren

Leidet man unter ständigem Durchfall, kann das verschiedene Gründe haben. Von einer entzündlichen Darmerkrankung bis zu Unverträglichkeiten reicht das Diagnosespektrum. Eine Darmanalyse sowie eine Blutanalyse können bei solchen Situationen ein gutes Werkzeug sein, dem Problem auf den Grund zu gehen. Die Gefahr eines Nährstoffmangels ist bei chronischen Darmbeschwerden immer vorhanden, da die Nährstoffe möglicherweise nicht mehr über den Darm in gewünschter Menge aufgenommen werden können.

Handlungsempfehlungen

Check Ups	(Weitere Infos unter https://biogenadiagnostics.com)
Blutanalyse: Premium-Mikronährstoff-Check	
Stuhlanalyse: Premium-Darm-Mikrobiom-Check	

Mikronährstoffe	Produktempfehlungen
Akazienfaser, Amylopektin, Citruspektin und resistentes Dextrin	ColonBalance®
Lacto- und Bifidobakterien und Inulin	Omni Lactis® 20
Kalium und Magnesium	Kalium- & Magnesiumcitrat
Kupfer	Kupfercitrat energetisiert
Zink	Zinkcitrat 30
Vitamin C, Vitamin E, Selen, L-Cystein, Glycin, L-Glutamin, Taurin, Alpha-Liponsäure und Coenzym Q10	NitroStress® Formula II

Lifestylemodifikationen

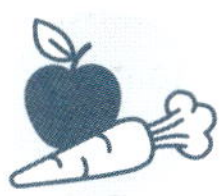

Nahrungsmittelintoleranzen führen zu einer eingeschränkten Verdauungsleistung. Im Gegensatz zu einer Allergie, bei der eine Verdauung gar nicht möglich ist, kann man bei einer Intoleranz die betroffenen Nahrungsbestandteile in reduzierter Menge verdauen. Wenn man weiß um welche Nahrungsbestandteile es sich handelt, kann eine Reduktion der betroffenen Nahrungsmittel im persönlichen Speiseplan dauerhafte Probleme wie Durchfall und Bauchschmerzen lindern. Ist die Verdauungsleistung eingeschränkt, ist immer auf eine ausreichende Mikronährstoffversorgung zu achten, da eventuell auch weniger Mikronährstoffe aus der Nahrung durch den Darm verwertet werden.

REFLUXKRANKHEIT

Magenprobleme, Bauchschmerzen, Sodbrennen, Mikronährstoffmangel

Name: Peter

Alter: 69

>> Die Geschichte

Fast 30 Jahre lang war ich aufgrund meiner Refluxkrankheit in einem Teufelskreis gefangen. Jeden Tag war ich auf die Einnahme von sogenannten Protonenpumpeninhibitoren (PPI) angewiesen, ohne denen ein beschwerdefreies Leben einfach nicht möglich gewesen wäre. Schon damals lautete der Befund: Verätzungen der Speiseröhre aufgrund von aufsteigender Magensäure, dessen Ursache bei mir in einem anatomischen Fehler liegt. Obwohl sich durch die Einnahme der PPI meine Refluxkrankheit kontrollieren ließ, hinterließ die jahrelange Einnahme in meinem Blutbild deutliche Spuren. Die Drosselung der Magensäure und somit das Eingreifen in meine Verdauung beeinflusste meine Nährstoffverwertung – und das konnte ich auch spüren.

>> Der Weg

Mehrfach versuchte ich im Alleingang auf natürliche Alternativen im Umgang mit meiner Refluxkrankheit umzusteigen und von den PPI wegzukommen, jedoch vergebens. Jedes Mal, wenn ich probierte die Dosis zu senken, oder andere Optionen zu wählen, hatte ich das Gefühl, die aufsteigende Magensäure würde immer mehr werden, sich regelrecht vervielfachen. Ich musste handeln und entschied mich für Claudia Curth, welche schon meiner Frau bei ihren Wechselbeschwerden helfen konnte. Die richtige Entscheidung, wie sich schnell herausstellte, denn sie unterstützte meinen Wunsch von den PPI wegzukommen und entschied meine Erkrankung durch Basenpulver in den Griff bekommen zu wollen. Ein Weg, für den ich bis heute dankbar bin, denn er war der Schlüssel zu meiner Genesung.

>> Der Erfolg

Nach zwei Wochen hatte ich durch die regelmäßige Einnahme des Basenpulvers meine Refluxkrankheit nach fast drei Jahrzehnten ohne die Einnahme von PPI unter Kontrolle. Obwohl die Ursache meiner Erkrankung nach wie vor nicht behoben ist, bin ich nicht mehr auf diese Medikamente angewiesen, was sich auch positiv auf meinen Stuhl, den Mikronährstoffhaushalt und mein Wohlbefinden ausgewirkt hat. Zusätzlich achte ich bis zum heutigen Tag auf eine gesunde, ausgewogene Ernährung mit kleinen Portionen über den Tag verteilt und vermeide zu fette Speisen, um meinen Magen nicht unnötig zu belasten. Auch wenn viele Ärzte PPI zur Behandlung der Refluxkrankheit verschreiben, hat mir meine persönliche Geschichte eines gelehrt: Mir kommt nie wieder ein Magensäurehemmer ins Haus.

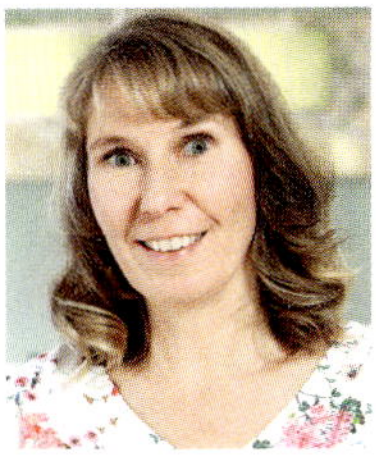

Claudia Curth

Fachärztin für Allgemeinmedizin, Naturheilverfahren und Akupunktur

>> Die medizinische Einschätzung

von Claudia Curth

Der Säure-Basen-Haushalt spielt im Körper eine große Rolle und wird leider häufig unterschätzt. Aufgrund unserer Ernährungsweise mit Kaffee, Zucker, Getreide, Milch und Fleisch sind wir fast alle übersäuert. Das kann zu chronischen Schmerzen, Sodbrennen, einer eingeschränkten Entgiftungsleistung aber auch zur Entstehung von Krebs beitragen. Ein spezieller Urintest gibt Klarheit.

Handlungsempfehlungen

Check Ups	(Weitere Infos unter https://biogenadiagnostics.com)
Urintest	
Blutanalyse: Premium-Mikronährstoff-Check	

Mikronährstoffe	Produktempfehlung
Calcium und Natrium	**Basogena® 5e Basenpulver**

Lifestylemodifikationen

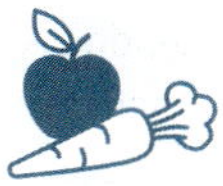

Kleine Portionen über den Tag verteilt und das Vermeiden von fetten Speisen schonen den Magen. Bei großen Nahrungsmengen wird die Magensäure eher in die Speiseröhre gedrückt. Vergleichbar mit dem Effekt, wenn man sich in die Badewanne setzt und das Wasser steigt. Da kann es passieren, dass die Wanne überläuft. Mehrere kleine Nahrungsportionen, reich an Vitaminen und Mineralien sind zusätzlich wichtig, da durch die Erhöhung des pH-Werts der Magensäure (z.B. durch PPI) die Aufnahme bestimmter Mikronährstoffe eingeschränkt ist. Weiters wird durch sehr fettes Essen die Säureproduktion im Magen angekurbelt, was bei einer Magenübersäuerung generell vermieden werden sollte.

GALLENSTEINE

Darmbeschwerden, Dysbiose

Name: Claudia

Alter: 44

>> Die Geschichte

Ich war immer schon ein Fan von Dr. Sabine Maßinger, da sie nicht nur kompetent und freundlich ist, sondern auch offen für Komplementärmedizin. Aus diesem Grund habe ich sie schon in der Vergangenheit immer wieder aufgesucht, wenn ich das Gefühl hatte, dass die „Schulmedizin" allein nicht ausreicht. Sie war es auch, die 2016 bei mir anhand eines Blutbefundes Gallensteine vermutete, obwohl ich zu diesem Zeitpunkt gar nicht unter Schmerzen litt. Sie sollte Recht behalten, drei Monate später fand ich mich mit starken Schmerzen im Oberbauch in der Ordination meiner Hausärztin wieder. Die Diagnose: Gallensteine, gefolgt von einer Operation sechs Monate später.

>> Der Weg

Zwar habe ich zwischenzeitlich versucht den Abgang der Gallensteine durch spezielle Diäten zu fördern, die Operation war letztendlich aber unumgänglich. Nach der Operation ging es mir gar nicht gut, mich plagten Verdauungsbeschwerden. Auch einen Monat danach kam meine Verdauung einfach nicht in Gang. Ich brauchte Hilfe und suchte Dr. Maßinger auf, welche mir die Mucosa Formula® empfahl. Diese verwendete ich für ca. 2-3 Monate, zweimal täglich eine Kapsel. Die Einnahme der enthaltenen Mikronährstoffe brachte meine Verdauung wieder schnell und natürlich in Einklang. Ich war begeistert. Die Mikronährstofftherapie war genau das, was mein Körper in dem Moment brauchte, das konnte ich spüren.

>> Der Erfolg

Ich habe für mich meinen persönlichen Anker in Dr. Sabine Maßinger gefunden, vor allem in Kombination mit den Produkten von Biogena. Nach der Operation habe ich die Mucosa Formula® etwa drei Monate eingenommen, bevor ich sie abgesetzt habe. Ein halbes Jahr war ich beschwerdefrei, bevor ich wieder im Bereich der Galle Schmerzen im Oberbauch verspürt habe. Die Einnahme der Mucosa Formula® hat bei mir bereits nach zwei Wochen erneut zur Beschwerdefreiheit geführt. Als großer Fan der Komplementärmedizin weiß ich, dass ich den richtigen Weg gegangen bin und fühle mich dabei gut, meinen Körper durch Mikronährstoffe und Pflanzenextrakte zu unterstützen.

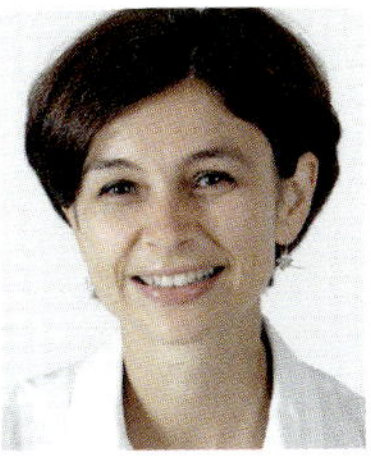

Dr. Sabine Maßinger
Fachärztin für
Allgemeinmedizin
und Arbeitsmedizin

>> Die medizinische Einschätzung
von Dr. Sabine Maßinger

Nach Situationen besonderer Belastung, die eine erhöhte Einnahme von Medikamenten mit sich bringen, ist es wichtig den Darm zu unterstützen. Antibiotika, aber auch andere Medikamente, können die Darmflora sowie die Darmschleimhaut schädigen. Mikronährstoffe zur Unterstützung der Darmschleimhaut und Pflanzenstoffe wie Kamillen-Extrakt, welche die Entgiftung unterstützen, sind in solchen Fällen eine große Hilfe. Kamille wirkt zusätzlich krampflösend und entspannend auf die Muskulatur der Gallengänge. Sie unterstützt dadurch den Körper die zugeführten körperfremden Stoffe wieder auszuscheiden.

Handlungsempfehlungen

Check Ups	(Weitere Infos unter https://biogenadiagnostics.com)
Blutanalyse: Großes Blutbild	
Stuhlanalyse: Premium-Darm-Mikrobiom-Check	

Mikronährstoffe	Produktempfehlung
L-Glutamin, Zink, Kupfer, Mangan, Selen, Vitamin C, Pantothensäure, Vitamin B_6, Vitamin D_3, Beta-Carotin, Kamillen-Extrakt, Grüner-Tee-Extrakt und Traubenkern-Extrakt	**Mucosa Formula®**

Lifestylemodifikationen

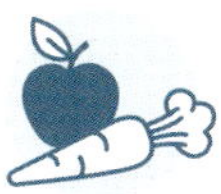

Vermeiden Sie fettreiche Speisen. Auch Fleischprodukte sollten im Speiseplan stark reduziert oder gestrichen werden. Kohlarten, Hülsenfrüchte und Frittiertes gilt es ebenfalls zu reduzieren. Im Grunde sind alle üppigen und intensiven Speisen (gepökelt, stark gewürzt, sehr sauer, sehr süß, sehr scharf, geräuchert) zu meiden und mild gewürzte Gerichte zu bevorzugen.

Alkohol wird über die Leber abgebaut und gilt als Reizstoff mit Kolikpotenzial.

Wer Gallensteine hat, die klein genug sind um im System zu wandern, sollte Kaffee meiden, da Kaffee eine Kolik auslösen kann.

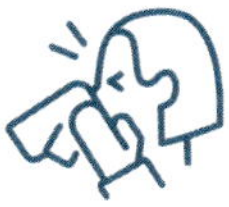

INTOLERANZEN

Allergien, Histaminintoleranz, Glutenintoleranz, Pollenallergie

Name: Claudia

Alter: 35

>> Die Geschichte

Im Alter von 12 Jahren entwickelte ich starke Allergien gegen so ziemlich alles – Baumpollen, Gräser, Hausstaub und Katzen sorgten bei mir fast schon ganzjährig für Nießanfälle und eine rinnende Nase. Dabei löste vor allem die Blütezeit der Birke schlimme Beschwerden bei mir aus, sodass ich das Frühjahr fast nur auf meiner Couch mit einer wunden Nase vom vielen Schnäuzen verbrachte. Aus schulmedizinischer Sicht war der einzige Ausweg eine medikamentöse Linderung meiner Beschwerden, aber nach der wahren Ursache selbst wurde nie gesucht. Eine Arbeitskollegin empfahl mir Akupunktur auszuprobieren, woraufhin ich damit begann, mich für diese Behandlungsmethode der Traditionellen Chinesischen Medizin (TCM) zu interessieren.

>> Der Weg

Ich vertraute der Schulmedizin, wollte aber dennoch eine Ärztin finden, die sich auch mit der TCM beschäftigte. Meine Wahl fiel auf Dr. Alexandra Knauer, welche schnell herausfand, dass der Ursprung der Allergien in meiner offenbar gestörten Verdauung lag und ich auch unter einer Glutenunverträglichkeit litt. Meine Therapie umfasste nicht nur die Behandlung mit chinesischen Kräutern und gezielter Akupunktur, sondern auch die individuelle Supplementierung mit verschiedenen Präparaten von Biogena. Außerdem sollte ich aufgrund meiner Unverträglichkeit auf glutenhaltige und vor allem in der Hauptblütezeit histaminreiche Lebensmitteln verzichten und zu Beginn der Allergiezeit mein Immunsystem durch zusätzliches Vitamin C und Magnesium stärken.

>> Der Erfolg

Seitdem ich bei Dr. Alexandra Knauer in Behandlung bin, existiert meine Allergie quasi nicht mehr. Wenn die Allergiesaison im Frühjahr losgeht, nehme ich wieder alle empfohlenen Mikronährstoffe ein und bin auch ohne Medikamente beschwerdefrei – ein tolles Gefühl. Mir geht es so gut, dass ich wie jeder andere auch meiner Arbeit nachgehen und auch wieder Freunde treffen kann. Das alles wäre vor nicht allzu langer Zeit nicht möglich gewesen, so stark haben die Allergien meinen Alltag eingeschränkt und mich Lebensfreude gekostet. Ich kann jetzt all meinen Freizeitbeschäftigungen mit voller Energie und viel Spaß nachgehen – und das alles ganz ohne Nießen.

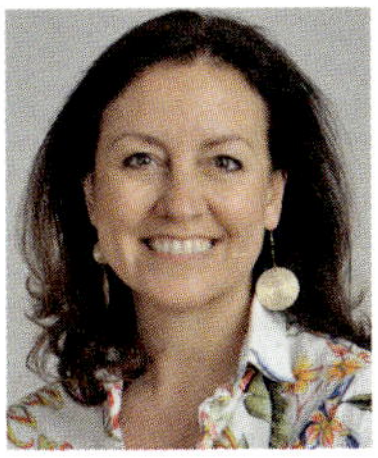

Dr. Alexandra Knauer

Fachärztin für Allgemeinmedizin, Traditionelle Chinesische Medizin (TCM) und Darmgesundheit

>> Die medizinische Einschätzung

von Dr. Alexandra Knauer

Histamin ist ein Entzündungsmediator und wird auch bei Allergien und Nahrungsmittelintoleranzen freigesetzt. Die Diaminoxidase (DAO) ist ein Enzym, das dieses Histamin wieder abbaut, um die Reaktion geregelt ablaufen zu lassen. Neben einer histaminarmen Ernährung bietet die zusätzliche Zufuhr von DAO in Zeiten der besonderen Belastung eine weitere Möglichkeit die Histaminbelastung zu senken. Eine Stärkung der Darmschleimhaut, sowie die Zufuhr der Cofaktoren der DAO (Vitamin B_6, Vitamin C, Magnesium, Zink und Kupfer), können die Enzymaktivität wieder erhöhen und somit den Abbau von Histamin fördern.

Handlungsempfehlungen

Check Ups	(Weitere Infos unter https://biogenadiagnostics.com)
Blut- und Urinanalyse: Histamin	
Stuhlanalyse: Histamin, Premium-Darm-Mikrobiom-Check	

Mikronährstoffe	Produktempfehlungen
Vitamin D_3	**Vitamin D_3 Tropfen**
Lacto- und Bfidiobakterien und Inulin	**Omni Lactis® 20**
Magnesium	**Siebensalz® Magnesium**
Aktiviertes Vitamin B_6, Vitamin C, Zink, Kupfer und L-Glutamin	**AH & Glutamin Formula**
L-Glutamin und Diaminoxidase (DAO)	**DAOZym®**

Lifestylemodifikation

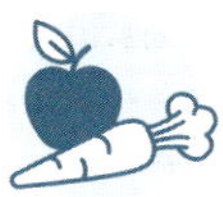

Wenn man unter Allergien leidet, ist eine histaminarme Ernährung ratsam und gerade während der Pollensaison eine sehr gute Möglichkeit, die Allergiesymptomatiken abzuschwächen. Lebensmittel, die besonders viel Histamin enthalten sind Rotwein, Bier, Kaffee, schwarzer und grüner Tee, Kakao, Fisch und Fleisch (besonders wenn es nicht mehr ganz frisch ist), Käse (je reifer, desto mehr Histamin), Sauerkraut, Tomaten, Avocado, Spinat, Pilze, Essig und Sojasauce.

DARMBESCHWERDEN

Übergewicht, depressive Verstimmung

Name: Hella

Alter: 70

>> Die Geschichte

Ich litt seit meinem 16. Lebensjahr unter Durchfall und hatte immer schon das Gefühl, dass mir dadurch Nährstoffe fehlen. Oftmals begegnete ich aber der Meinung, dass bewusste Ernährung ausreicht und man nichts zusätzlich braucht. Auf die Frage wie es mir geht, musste ich die meiste Zeit mit „Nicht so gut, schauen Sie mich doch an" antworten. Ich fand nach meinem langen Leidensweg eine Ärztin, die das Thema und mich ernst genommen hat. Mir wurden die Zusammenhänge von Oberbauchschmerzen, Durchfällen und daraus resultierenden Nährstoffmängeln erklärt und was in so einer Situation im Körper los ist. Es folgten Analysen, die zu einem klaren Bild führten.

>> Der Weg

Anhand einer Bioelektrischen Impedanzanalyse (BIA) und einer Blutuntersuchung wurde mir eine Darmsanierung, sowie die Zufuhr von bestimmten Mikronährstoffen nahegelegt. Ich hatte anfangs zu kostengünstigen Präparaten gegriffen, musste aber bald feststellen, dass ich diese nicht gut vertrage. Das zeigte sich in Form von Juckreiz. Es folgte ein Umdenken - mir wurde klar, dass nichts wichtiger ist als in die eigene Gesundheit zu investieren und es sich auszahlt zur höchsten Qualität bei Nahrungsergänzungsmitteln zu greifen. Ich suchte mir deshalb die Präparate von Biogena aus, ohne Zusatzstoffe, welche dadurch hypoallergen und sehr gut verträglich sind.

>> Der Erfolg

Meinem Darm geht es mittlerweile gut, dadurch konnte ich meine Ernährung weiter anpassen. Ich frühstücke wieder, was ich schon sehr viele Jahre nicht mehr getan habe. Ich esse weniger Fleisch, dafür aber mehr Ballaststoffe und fühle mich seither rundum wohl. Ich bin viel besser gelaunt und treibe mehr Sport, wofür ich früher nie die Energie hatte. Darüber hinaus habe ich nun auch schöne Nägel, fühle mich nicht mehr traurig und kann meinen Körper besser annehmen.

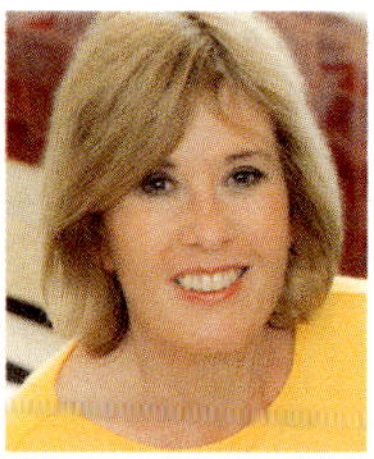

Dr. Sabine Barz

Frauenärztin, TCM-Therapeutin und Expertin für Naturheilverfahren

>> Die medizinische Einschätzung

von Dr. Sabine Barz

Anhand der Körperzusammensetzung, der Bakterienzusammensetzung im Stuhl und der Blutwerte ergibt sich ein übersichtliches Bild zum Zustand der Darmflora und auch zum Darm als Ganzes. Das Mikrobiom, also die Gesamtheit aller Bakterien im Darm, spielt eine ausschlaggebende Rolle dabei wie gut bestimmte Nahrungsmittel aufgenommen werden. Eine gesunde Darmflora ist somit wichtig für einen guten Mikronährstoffhaushalt, einen geregelten Stuhlgang und schützt vor Unverträglichkeiten.

Handlungsanweisungen

Check Ups	(Weitere Infos unter https://biogenadiagnostics.com)
Blutanalyse: Premium-Mikronährstoff-Check	
Stuhlanalyse: Premium-Darm-Mikrobiom-Check	

Mikronährstoffe	Produktempfehlungen
Calcium, Magnesium, Eisen, Zink, Mangan, Kupfer, Molybdän, Jod, Chrom und Selen	**Mineralstoff Formula**
Zink	**Zinkcitrat 30**
Selen	**Selenit 200**
Alle Vitamine des B-Komplexes, Vitamin C und Phosphatidylserin (PS)	**Neurosagena® B-Komplex active Gold**
Vitamin D_3	**Vitamin D_3 Tropfen**
Lacto- und Bifidobakterien und Inulin	**Omni Lactis® 20**

Lifestylemodifikationen

Ist die Darmflora aus dem Gleichgewicht, sollte der Konsum von Alkohol vermieden werden.

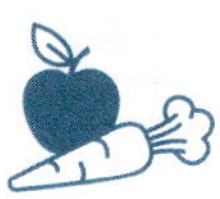

Auch Lebensmittel, welche die Verdauung belasten, sollten gemieden und stattdessen besonders ballaststoffreiche Lebensmittel zugeführt werden, wie z.B. Gemüse. Einfachzucker wie Haushaltszucker, Süßigkeiten und Weißmehl sollten gemieden werden, da diese zusätzlich die unerwünschten Bakterien im Darm nähren.

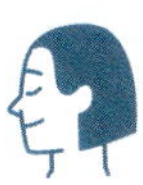

Der Darm wird direkt von Stress und psychisch belastenden Situationen beeinflusst. Entspannen Sie sich, entspannt sich auch Ihr Darm. Ausgedehnte Entspannungsphasen können bei Darmproblemen Wunder wirken.

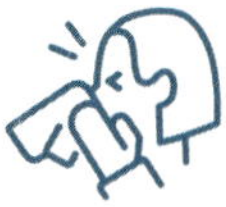

LAKTOSEINTOLERANZ

Allergien, Intoleranzen

Name: Nadine

Alter: 25

>> Die Geschichte

Allergien gegen Staub, Katzen und Pollen gehörten eigentlich seit jeher zu meinem Leben und plagten mich fast das ganze Jahr. Meine Beschwerden waren besonders zu Saisonstart der Pollen intensiv, nachdem mein Kater immer zur selben Zeit Fellwechsel hat und ich dann sowohl im Freien als auch Zuhause sehr stark von meinen Allergien betroffen war. Mir fiel außerdem auf, dass ich Milchprodukte nicht besonders gut zu vertragen schien, vor allem wenn ich mehr davon konsumierte. Ich vermutete eine Laktoseintoleranz und stieg auf laktosefreie Produkte um. Es war mir aber aufgrund der eingeschränkten Produktpalette nicht immer möglich zu einer milchzuckerfreien Alternative zu greifen.

>> Der Weg

Ich wusste, dass ich dauerhaft keine Medikamente einnehmen wollte um meine Allergien in den Griff zu bekommen, also suchte ich nach Alternativen und kam durch eine Bekannte auf die Produkte von Biogena. Sie war es auch, die mir BromeZym® Zink 10 empfahl, welches ich kurz darauf begann in der besonders schlimmen Phase der Pollenallergie einzunehmen. Gegen meine Laktoseintoleranz nahm ich vorher ein Medikament aus der Apotheke ein, fühlte mich aber nie wirklich wohl dabei. Ich entschied mich für Lacto- und Bifidobakterien in Form von Omni Lactis® 20, um meine Unverträglichkeit in den Griff zu bekommen und nicht weiter auf reguläre Milchprodukte verzichten zu müssen.

>> Der Erfolg

Seitdem ich in der Allergiesaison jeden Tag morgens ein BromeZym® Zink 10 einnehme, leide ich unter keinen Symptomen mehr. Lediglich beim Höhepunkt der Pollensaison und gleichzeitigem Fellwechsel meines Katers muss ich manchmal zusätzlich mit einem Medikament nachhelfen. Durch die regelmäßige Einnahme von Omni Lactis® 20 hat sich auch meine Laktoseintoleranz stark gebessert. Zwar achte ich nach wie vor darauf, nicht zu viele Milchprodukte zu konsumieren, dank der Probiotika vertrage ich aber sogar die laktosehaltigen Produkte wieder gut. Mein Leben ist seither um einiges einfacher und besser, vor allem weil ich auf keine Medikamente mehr angewiesen bin und trotzdem beschwerdefrei bin und zu Milchprodukten greifen kann.

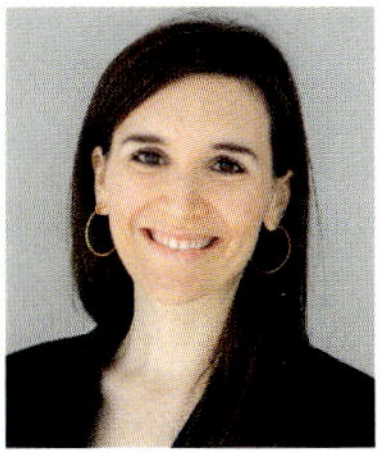

Julia Bintinger, MSc.
Ernährungswissenschafterin und Mitglied des Miracon-Science-Wissenschaftsteams

>> Die wissenschaftliche Einschätzung
von Julia Bintinger

Der Darm hat einen großen Anteil daran, wie stark sich verschiedenste, auch nicht direkt den Darm betreffende Allergien, manifestieren. Da teilweise die Allergien physiologisch über dieselben Biosysteme ablaufen, kann man sich das so vorstellen wie ein Fass, das zum Überlaufen gebracht wird. Das Immunsystem reagiert auf bestimmte Stoffe und startet Entzündungsprozesse. Ist beispielsweise das System nach der Nahrungsaufnahme durch eine Intoleranz, schon beansprucht, bleibt weniger Kompensationsmöglichkeit für andere Belastungen - die Pollenallergie verursacht stärkere Symptome. Mittels systemischer Enzyme, wie Bromelain, hat man die Möglichkeit diesen übertriebenen Ablauf des Entzündungsgeschehens zu normalisieren. Durch die Zufuhr von Lacto- und Bifidobakterien unterstützt man die Darmflora mit gewünschten Bakterien, die für die Verarbeitung von Nahrungsmitteln eine wichtige Rolle spielen. Man dreht also an zwei Stellschrauben mit dem Ziel die Reaktionen auf Allergene besser abfedern zu können.

Handlungsempfehlungen

Check Ups (Weitere Infos unter https://biogenadiagnostics.com)
Inhalation: Allergo-Screen (IgE)+
Pricktest
Stuhlanalyse: Premium-Darm-Mikrobiom-Check

Mikronährstoffe	Produktempfehlungen
Bromelain, Vitamin C und Zink	BromeZym® Zink 10
Lacto- und Bifidobakterien und Inulin	Omni Lactis® 20
BIO-Schwarzkümmelöl	Finest Essence Schwarzkümmelöl

Lifestylemodifikationen

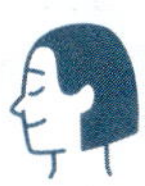

Die Hormone, die durch Stress ausgeschüttet werden, können die Entzündungsreaktionen weiter befeuern. Machen Sie Entspannungsübungen zu Hause wie Meditation oder Yoga, treiben Sie Sport (zur Pollenzeit am besten nicht im Freien).

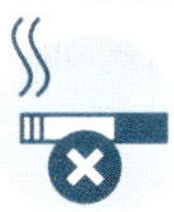

Rauchen fördert generell Entzündungen im Körper. Wenn man mit Entzündungen zu kämpfen hat, sollte man den Griff zur Zigarette meiden.

MAGENPROBLEME

Bluthochdruck, Bauchschmerzen

Name: Lucia

Alter: 85

>> Die Geschichte

Ich hatte schon immer irgendwie das Gefühl, dass mein Magen jegliche Mahlzeiten nicht richtig verarbeiten kann und meine Verdauung darunter leidet. Daraus ergaben sich nicht nur ständige Magenprobleme, ich litt auch zusätzlich unter Bluthochdruck. Trotz meiner schlanken Statur und ohnehin schon ausgewogener Ernährung, sowie gesunder Lebensweise, begann ich eine Diät, die meine gesundheitlichen Problemen lindern sollte. Leider half mir auch die Anpassung meiner Ernährung nicht, weswegen ich notgedrungen zu Blutdrucksenkern griff – ohne, dass ich das jemals wollte. Meine gesundheitliche Situation belastete mich zunehmend, ständig hatte ich das Gefühl, dass mein Magen auf mein Herz drückt und meine Verdauung Unterstützung braucht.

>> Der Weg

Ich legte auf Empfehlung den Fokus auf meine Darmflora und begann sie mit Laktobazillen und Bifidobakterien in Form von Omni Lactis® 20 aufzubauen. Der Zusammenhang zwischen der Fehlbesiedelung der Darmflora und Bluthockdruck wird derzeit in verschiedenen Studien diskutiert und zeigt vielversprechende Ergebnisse – ein sehr spannender Aspekt für mich. Ich war sehr offen für Probiotika und zuversichtlich, da meine Verdauungsbeschwerden bereits seit meiner Jugend bestanden, ich mit meinem hohen Alter zwar einen gesunden Lebensstil pflegte, sich aber nie etwas änderte. Ein paar Wochen nach der täglichen Einnahme von Omni Lactis® 20 verspürte ich bereits eine deutliche Verbesserung.

>> Der Erfolg

Kurze Zeit nach der Einnahme von Omni Lactis® 20 verschwanden meine Magenprobleme völlig. Vor allem das Gefühl, dass mein Magen die verschiedenen Mahlzeiten nicht richtig verarbeiten konnte und meine Verdauung beeinträchtigte, legte sich – ich war begeistert. Nun hatte ich endlich das Gefühl meine zugeführten Lebensmittel auch richtig verarbeiten und die enthaltenen Nährstoffe vollständig verwerten zu können. Zusätzlich nehme ich Magnesium und Coenzym Q10, da sich diese Stoffe positiv auf den Blutdruck auswirken können. Ich spürte, wie sich mein Blutdruck wieder senkte und nicht nur das, auch meine Blutdrucksenker konnte ich absetzten. Das konnte ich auch spüren, es ging mir nicht nur schnell gesundheitlich viel besser, ich fühle mich heute regelrecht wunderbar – wer hätte das gedacht, mit meinen 85 Jahren.

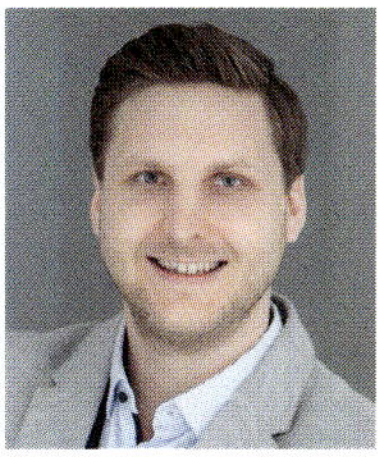

Severin Enengl, BSc., MA.

Biochemiker, Ernährungswissenschafter und Mitglied des Miracon-Science-Wissenschaftsteams

>> Die wissenschaftliche Einschätzung
von Severin Enengl

Ein durchschnittlich zunehmender Mikronährstoffmangel im hohen Alter ist ein bekanntes Problem. Die Möglichkeiten den Körper auch in hohem Alter ausreichend mit Nährstoffen zu versorgen sind vielfältig. Bakterienkulturen für den Darm, oder Pflanzenextrakte, um die Verdauung zu fördern. Magnesium und Coenzym Q10 um die Zellen mit hohem Energieverbrauch, wie z.B. die Herzmuskelzellen, zu unterstützen. Vitamin D und Vitamin C fürs Immunsystem. Omega-3-Fettsäuren um die zunehmend starren Gefäße geschmeidig zu halten. Eine Blut- und Stuhlanalyse gibt Aufschluss über den Mikronährstoffstatus und ermöglicht es frühzeitig Defizit zu erkennen, bevor sie sich in Symptomen manifestieren.

Handlungsempfehlungen

Check Ups (Weitere Infos unter https://biogenadiagnostics.com)
Stuhlanalyse: Premium-Darm-Mikrobiom-Check
Blutdruckmessung
Blutanalyse: Premium-Mikronährstoff-Check

Mikronährstoffe	Produktempfehlungen
Lacto- und Bifidobakterien und Inulin	**Omni Lactis® 20**
Ubiquinol, Vitamin E, Sonnenblumenlecithin und Ribovlavin	**Ubiquinol CoQ10 100 mg vegan**
Vitamin D_3, Leinöl und Lutein	**Vitamin D 2000 DUO Gold**
Magnesium	**Magnesiumcitrat**

Lifestylemodifikationen

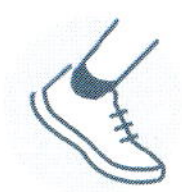

Bewegung fördert die Gesundheit und ein Mangel an Bewegung kann speziell die Darmmuskulatur erschlaffen lassen und in weiterer Folge die Darmtätigkeit negativ beeinträchtigen. Bei ausgedehnten Spaziergängen, Bewegung und Sport in jeder Form wird der Stoffwechsel aktiviert und die Darmtätigkeit angeregt.

Mehr als 6 g Salz pro Tag wirken sich nachweislich negativ auf viele Bereiche des Körpers aus, auch auf den Blutdruck und die Verdauung. Achten Sie darauf nicht mehr als 6 g Salz täglich zu sich zu nehmen und probieren Sie es stattdessen mit Kräutern – diese sorgen genauso für Geschmack!

HISTAMININTOLERANZ

Leaky Gut, Darmbeschwerden, Kopfschmerzen, Bauchkrämpfe, Durchfall

Name: Sandra

Alter: 39

>> Die Geschichte

Vor etwa drei Jahren passierte es mittags nach einem Besuch in einem chinesischen Restaurant: plötzlich raste und stolperte mein Herz, mir wurde übel und ein starkes Schwindelgefühl erfasste mich - mir ging es richtig schlecht. Total verunsichert suchte ich noch am selben Tag meinen Hausarzt auf und schilderte ihm meine Symptome. Er verschrieb mir aber lediglich Parkemed. Ich suchte nach Antworten, woher auf einmal all diese bedrohlichen Beschwerden herkamen. Meine Schwester vermutete schon damals eine Histaminintoleranz und riet mir die Biogena Check Up Lounge in der Millergasse aufzusuchen und ein genaueres Auge auf den Darm zu werfen, wo meine Symptome möglicherweise ihren Ursprung hatten.

>> Der Weg

Gesagt, getan – ich machte mir einen Termin in der Biogena Check Up Lounge Millergasse aus und ließ dort mittels Stuhlprobe meine Darmflora untersuchen, sowie auch Parameter für ein potenzielles Leaky-Gut-Syndrom, sowie eine Histaminintoleranz analysieren. Meine Schwester behielt recht, es bestätigten sich sowohl das Leaky-Gut-Syndrom, als auch die Histaminintoleranz. Im Anschluss darauf erhielt ich Präparate für einen gezielten Aufbau meiner Darmschleimhaut, sowie das Enzym Diaminoxidase, um meiner Nahrungsmittelunverträglichkeit gegen Histamin entgegenzuwirken. Zwei Monate lang nahm ich die Mucosa Formula® zur Stärkung der Darmschleimhaut ein, drei Kapseln pro Tag DAOZym® und achtete zusätzlich auf eine histaminarme Ernährung, ein ebenfalls sehr wichtiger Faktor.

>> Der Erfolg

Die Einnahme der verschiedenen Präparate, sowie der Verzicht auf stark histaminhaltige Lebensmittel, zeigten schnell Wirkung – mir ging es wieder gut. Damit gehörten Symptome wie Darmgeräusche, Magen- und Herzstechen, Brain Fog, Konzentrationsschwäche, Kopfschmerzen, Müdigkeit, Unwohlsein, Bauchkrämpfe, Durchfall und Schwächegefühl der Vergangenheit an. Bis zum heutigen Tag ist DAOZym® mein ständiger Begleiter. Da schwöre ich darauf, vor allem wenn ich auswärts esse. Da kann sich etwas histaminhaltiges schnell einschleichen, ohne dass ich es weiß. Stark histaminhaltige Lebensmittel wie Sojasauce, Parmesan und Sauerkraut vermeide ich zwar bis zum heutigen Tag, aber ein Gläschen Wein darf es dennoch gelegentlich sein – mit einer Kapsel DAOZym® ist das kein Problem.

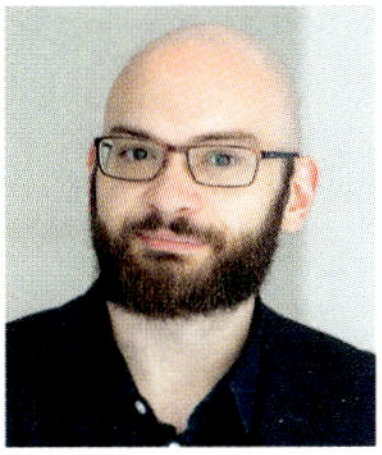

Dr. Michael Kohlberger

Humanbiologe und Mitglied des Miracon-Science-Wissenschaftsteams

>> Die wissenschaftliche Einschätzung
von Dr. Michael Kohlberger

Darmprobleme wie eine erhöhte Darmdurchlässigkeit (Leaky-Gut-Syndrom), können durch eine Histaminintoleranz entstehen, jedoch kann auch das Leaky-Gut-Syndrom der Grund für eine verminderte Histamintoleranz sein. Wenn man gezielt seinen Darm mit der Aminosäure L-Glutamin und anderen Stoffen z.B. aus der Kamille unterstützt, histaminhaltige Lebensmittel vermeidet und bei Bedarf Diaminoxidase (DAO) in Form von Kapseln einnimmt, kann man beide möglichen Gründe auflösen. DAO ist das Enzym, welches bei einer Histaminintoleranz in zu geringem Maße produziert wird. Reduziert man die Histaminbelastung auf ein Minimum, gibt man dem Darm eine Verschnaufpause und die Möglichkeit sich zu erholen.

Handlungsempfehlungen

Check Ups	(Weitere Infos unter https://biogenadiagnostics.com)
Stuhlanalyse: Premium-Darm-Mikrobiom-Check	

Mikronährstoffe	Produktempfehlungen
Diaminoxidase und L-Glutamin	**DAOZym®**
L-Glutamin, Zink, Kupfer, Mangan, Selen, Vitamin C, Pantothensäure, Vitamin B_6, Vitamin D_3, Beta-Carotin, Kamillen-Extrakt, Grüner-Tee-Extrakt und Traubenkern-Extrakt	**Mucosa Formula®**

Lifestylemodifikationen

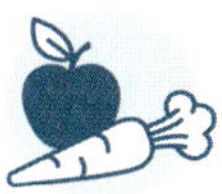

Eine histaminarme Ernährung reduziert die Histaminbelastung. Lebensmittel, die besonders viel Histamin enthalten oder freisetzen und man daher meiden sollte, sind Rotwein, Bier, Kaffee, schwarzer und grüner Tee, Kakao, Fisch und Fleisch (besonders wenn es nicht mehr ganz frisch ist), Käse (je reifer desto mehr Histamin), Sauerkraut, Tomaten, Avocado, Spinat, Pilze, Essig und Sojasauce. Zusätzlich kann die Zufuhr von Cofaktoren der Diaminooxidase (DAO) wie Vitamin B_6, Vitamin C, Magnesium, Zink und Kupfer die Enzymaktivität wieder erhöhen und somit den Abbau von Histamin fördern.

ALLERGIEN

Pollenallergie, Rhinitis

Name: Michaela

Alter: 32

>> Die Geschichte

Gräser, Baumpollen, Hausstaub – fast neun Jahre lang habe ich unter starken Allergien gelitten. Meine Beschwerden waren dabei so ausgeprägt, dass ich mich wochenlang regelrecht in meinem eigenen Haus einsperren musste, um meine Allergien irgendwie zu umgehen. Meine Augen schwollen zeitweise so zu, dass ich sie nicht mehr öffnen konnte, auf meinen Fußsohlen bildeten sich sogar Blasen, wenn ich über Grasflächen lief und meine Nase war ständig verstopft. Ein Arzt nach dem anderen verschrieb mir unzählige Medikamente. Eine Besserung meiner Beschwerden konnte ich allerdings nie feststellen, ganz im Gegenteil. Ich konnte die Tabletten regelrecht schachtelweise schlucken, ohne eine Besserung meiner Beschwerden zu verspüren.

>> Der Weg

Als ich vor ein paar Jahren an einem einwöchigen Online-Ärztekongress zum Thema Allergien teilnahm, imponierte mir die Empfehlung eines bestimmten Arztes ganz besonders. Ihm zufolge entstehen Allergien immer im Darm, weswegen man den Darm nicht durch ständige Nahrungszufuhr überlasten und dem Körper nur so viel Nahrung zuführen soll, wie er auch Energie braucht. Bei den Online-Vorträgen wurden außerdem einige Biogena-Produkte empfohlen, welche man gegen das Allergiegeschehen nehmen soll. Ich folgte allen Empfehlungen des Arztes, nahm nicht nur die verschiedenen Empfehlungen wie Schwarzkümmelsamen-Extrakt, Curcuma, Lactobakterienkulturen, proteolytische Enzyme und MSM täglich ein, sondern stellte auch meine Ernährungsweise um und nahm nur mehr eine ausgiebige Mahlzeit pro Tag zu mir.

>> Der Erfolg

Nach zwei bis drei Wochen habe ich eine erste merkliche Verbesserung meiner Allergien verspürt. Heute sitze ich im Frühling inmitten meines blühenden Gartens und habe keinerlei Beschwerden. Meine Allergien haben sich nicht nur verbessert, sie sind völlig verschwunden und zwar jede einzelne. Ein für mich absolut unvorstellbarer Gedanke, wenn mir das jemand vor neun Jahren gesagt hätte. Ich habe nicht nur meine Lebensqualität zurück, ich kann die warmen Monate auch wieder genießen und mich über das Aufblühen der Natur freuen. Der Ärztekongress und die Empfehlungen des Arztes sowie die Mikronährstoffen haben mein Leben völlig verändert – und dafür bin ich sehr dankbar.

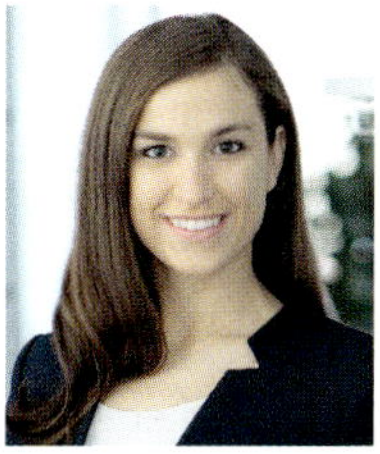

Mag. pharm. Ines Schachenhofer
Pharmazeutin und Mitglied des Miracon-Science-Wissenschaftsteams

>> Die wissenschaftliche Einschätzung
von Mag. Ines Schachenhofer

Heutzutage ist die Bedeutung des Darms beim Entstehen von Allergien bekannt. Gerade im Bereich der Immunantwort nimmt der Darm eine bedeutende Rolle ein. Deshalb ist es wichtig den Darm einerseits mit guten Darmbakterien zu versorgen und andererseits mit Ballaststoffen, welche diese guten Bakterien nähren und unterstützen. Enzyme wie z.B. Bromelain und Papain helfen dabei die überschießenden Entzündungen in den Griff zu bekommen und normalisieren allergisch bedingte Entzündungsreaktionen.

Handlungsempfehlungen

Check Ups	(Weitere Infos unter https://biogenadiagnostics.com)
Stuhlanalyse: Premium-Darm-Mikrobiom-Check	

Mikronährstoffe	Produktempfehlungen
Methylsulfonylmethan (MSM)	MSM Formula
Schwarzkümmelsamen-Extrakt, Inulin (Oligofructose), Curcuma-longa-Extrakt, Schwarzer-Pfeffer-Extrakt, Niacin, Riboflavin (Vitamin B_2)	Darm Formula Plus
Lacto- und Bifidobakterien und Inulin	Omni Lactis® 20
Bromelain, Papain, Trypsin-Chymotrypsin, Chymotrypsin, Quercetin, Citrusbioflavanoide und Traubenkern-Extrakt	DoloZym® forte Gold

Lifestylemodifikationen

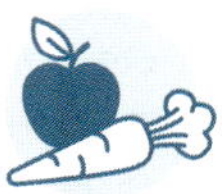

Besonders bei Allergien ist es wichtig eine gesunde Darmflora anzustreben und auf die Zufuhr von ballaststoffreichen und fermentierten Lebensmitteln zu achten. Das Vermeiden von Allergenen in der Nahrung, wie z.B. histaminreiche Lebensmittel, sowie Zeiten der Nahrungskarenz, können dazu beitragen den Darm zu entlasten.

Der Tabakrauch reizt die Schleimhäute in der Nase. Leidet man bereits unter allergisch bedingtem Schnupfen, verschlimmert Rauchen diese Situation.

LEAKY-GUT-SYNDROM

Divertikulitis, Nahrungsmittelunverträglichkeiten

Name: Elisabeth

Alter: 47

>> Die Geschichte

Eigentlich war ich schon in der Vergangenheit mit Darmproblemen und einem Stechen im Bauch konfrontiert, habe die Ursache aber immer auf meinen stressigen Job geschoben. Als ich dann 2016 mit starken Bauchschmerzen in der Notaufnahme die Diagnose „Divertikulitis" erhielt, fiel ich aus allen Wolken. Künftig sollte ich diese Entzündung der Divertikel im Dickdarm (Ausstülpungen der Schleimhaut) mit Antibiotika behandeln, im schlimmsten Fall musste ich mit einer Entfernung von Teilen meines Darms rechnen, falls die Antibiotikabehandlung keine Wirkung zeigen sollte. Schockiert sah ich mich schon gedanklich mit einem künstlichen Darmausgang mit Anfang 40 – ich musste handeln und zwar schnell.

>> Der Weg

Ich fühlte mich von der Schulmedizin im Stich gelassen und suchte nach einem Ausweg, um eine Operation zu umgehen. Zum damaligen Zeitpunkt war meine Divertikulitis traumatisierend – niemand durfte meinen Unterbauch angreifen, zu schmerzhaft war das Entzündungsgeschehen. Über einen Freund, dessen Mutter auch von einer Divertikulitis betroffen war, fand ich meinen Weg zu einer Ärztin, welche mir dringend eine Darmsanierung empfahl. Es folgten Stuhl- und Blutanalysen, sowie eine Testung auf Nahrungsunverträglichkeiten, die allesamt in einem Speziallabor in Deutschland ausgewertet wurden. Die Diagnose: massive Unverträglichkeiten gegen Gluten, Milch- und Milchprodukte und Nüsse, sowie ein Leaky-Gut-Syndrom und Nährstoffmängel.

>> Der Erfolg

Es folgte eine Ernährungsumstellung sowie eine Therapie mit auf mich zugeschnittenen Nährstoffen, welche meinem Leaky-Gut-Syndrom, dem Entzündungsgeschehen in meinem Darm entgegenwirken und gleichzeitig meinen Körper mit den fehlenden Vitaminen und Mineralstoffen versorgen sollte. Vier Monate durfte ich die einzelnen Nahrungsbestandteile nicht konsumieren und nahm gleichzeitig die verschiedenen Biogena-Präparate ein. Bei einer erneuten Testung der unverträglichen Lebensmittel zeigte sich: die Unverträglichkeiten waren nicht mehr da, die Darmschleimhaut hatte sich erholt. Die Entzündung im Darm ging zurück. Mittlerweile achte ich mehr auf meinen Darm und reagiere rechtzeitig, wenn ich spüre, dass der Stress seine Spuren hinterlässt und mache von mir aus einmal pro Jahr eine Blut- und Stuhlanalyse.

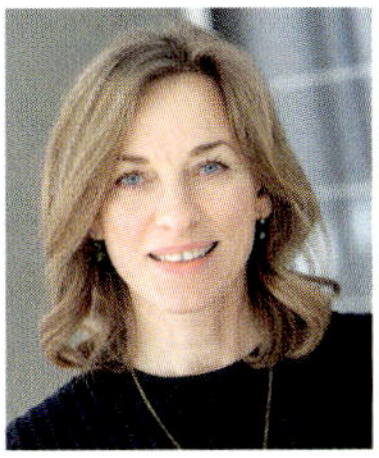

Kristiina Singer, MSc.

Klinische Ernährungsmedizinerin und Mitglied es Miracon-Science-Wissenschaftsteam

>> Die wissenschaftliche Einschätzung
von Kristiina Singer

Das Leaky-Gut-Syndrom geht unter anderem mit Nahrungsmittelunverträglichkeiten einher. Es können dadurch Nahrungsbestandteile mitunter unzureichend aufgenommen werden. Mikronährstoff- und Mineralstoffmängel können die Folge sein. Eine Ernährungsumstellung ist der erste Schritt bei Nahrungsmittelunverträglichkeiten. Ein Ausgleichen des Mikronährstoffdefizits ist wichtig und durch die eingeschränkte Ernährung, kann eine zusätzlich Zufuhr von Mikronährstoffen die Ernährungsumstellung unterstützen. Um dem Entzündungsgeschehen und den degenerativen Zuständen der Schleimhaut entgegenzuwirken, empfiehlt es sich zusätzlich den Körper mit speziellen Pflanzenextrakten und Stoffen wie L-Glutamin zu versorgen, die eine Regeneration der Darmschleimhaut unterstützen.

Handlungsempfehlungen

Check Ups	(Weitere Infos unter https://biogenadiagnostics.com)
Blutanalyse: Premium-Mikronährstoff-Check	
Stuhlanalyse: Premium-Darm-Mikrobiom-Check	

Mikronährstoffe	Produktempfehlungen
Zeolith	**Zeolith ultrafein**
Öl aus der Mikroalge Schizochytrium sp.	**Omega 3 vegan DHA & EPA 450**
L-Glutamin, Zink, Kupfer, Mangan, Vitamin C, Pantothensäure, Vitamin B_6, Vitamin D_3, Beta-Carotin, Kamillen-Extrakt, Grüner-Tee-Extrakt, Traubenkern-Extrakt	**Mucosa Formula®**
Lacto- und Bifidobakterien und Inulin	**Omni Lactis® 20**
Ubiquinol und Vitamin C	**Coenzym Q10 active Gold**

Lifestylemodifikationen

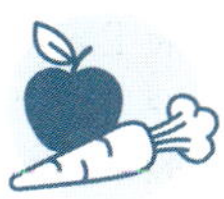

Bei einer Nahrungsmittelunverträglichkeit ist das Ziel alle Nahrungsmittel aus dem Ernährungsplan zu streichen, auf die man eine Intoleranz aufweist. Die gute Nachricht ist – wenn man seinen Darm eine längere Verschnaufpause gönnt, besteht die Möglichkeit, dass er sich erholt.

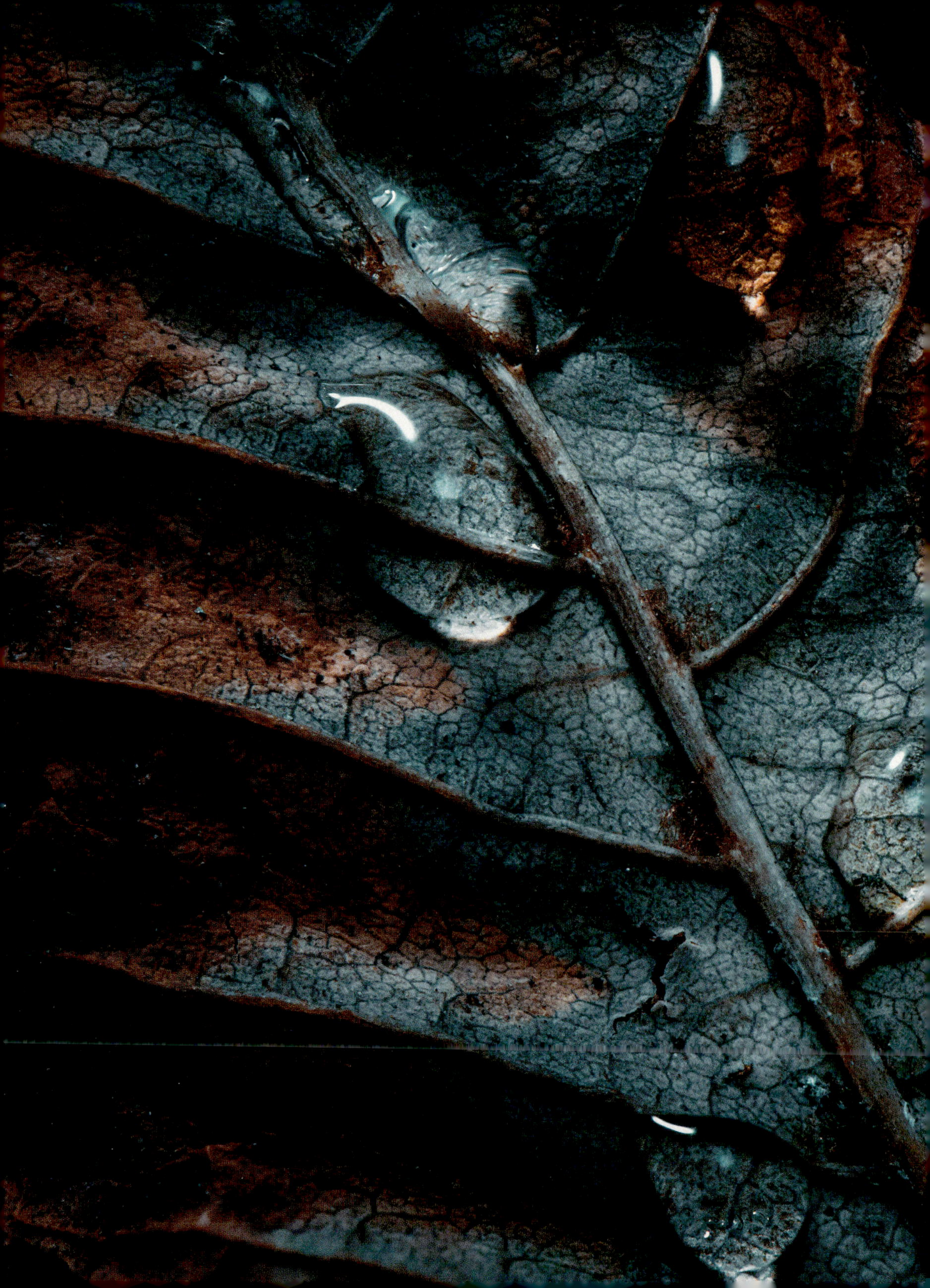

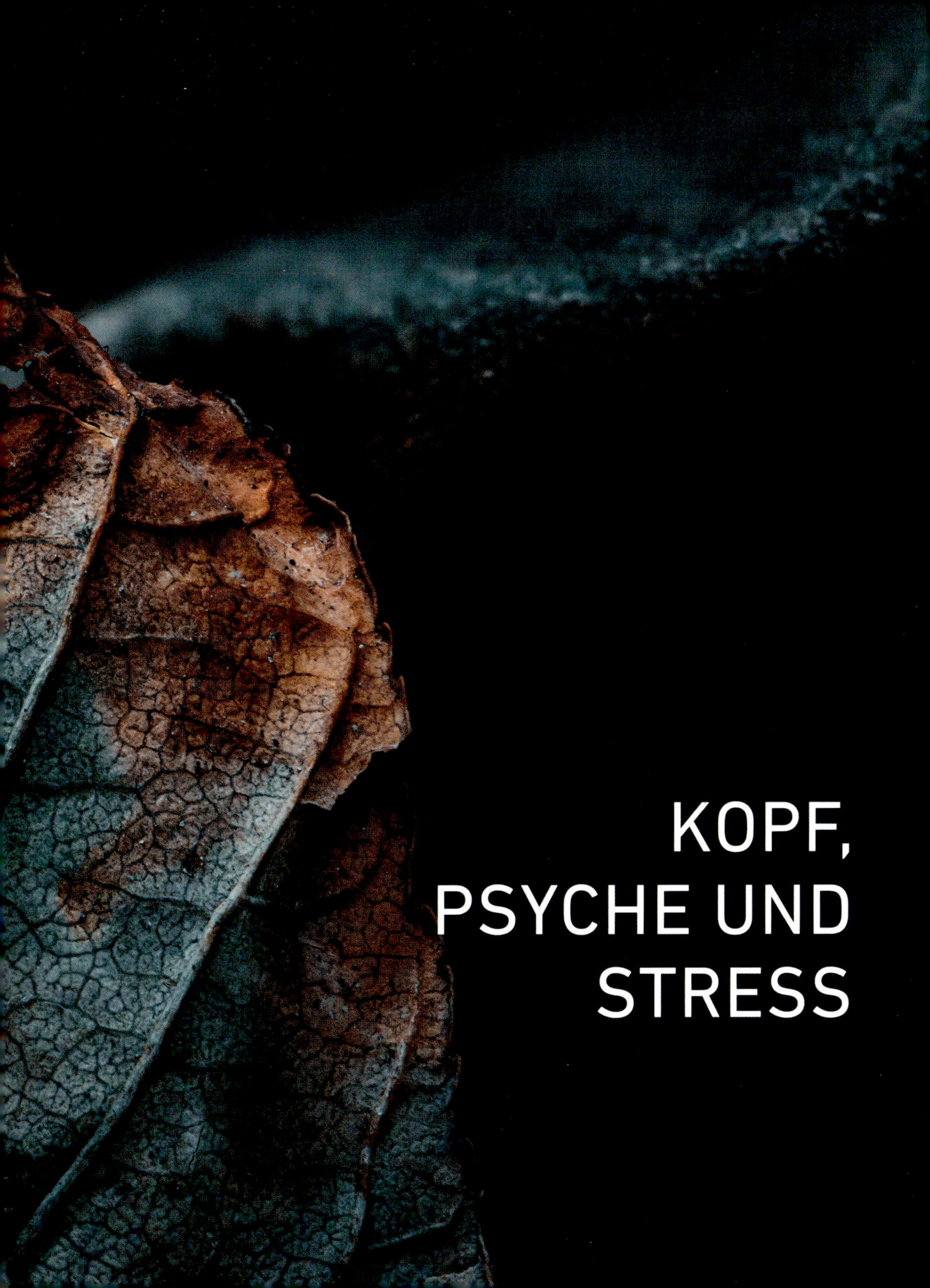

KOPF, PSYCHE UND STRESS

BURN-OUT

Angstzustände, Panikattacken, Erschöpfung, Überlastungssyndrom

Name: Rudolf

Alter: 53

>> Die Geschichte

Über viele Jahre hinweg haben mich schlimme Symptome geplagt – Herzrasen, Schlafstörungen durch erhöhten Puls bis hin zu Panikattacken. Manchmal trafen mich die Beschwerden mit einer solchen Wucht, dass ich sogar im Krankenhaus gelandet bin. Ich konsultierte einen Arzt nach dem anderen, doch bis zur Diagnose Überlastungssyndrom („Burn-Out"), bzw. Überlastungsdepression war es ein langer Weg. Mein Zustand verschlechterte sich zunehmend, sodass ich für einen kurzen Zeitraum sogar Antidepressiva einnahm, aber wirklich „wollen" habe ich das nie. Die Nebenwirkungen machten mir zu schaffen, ich wollte diese Arzneimittel auf keinen Fall langfristig einnehmen müssen – ich suchte nach einer natürlichen Alternative.

>> Der Weg

Über meinen Internisten Dr. Alexander Deimel, welcher mein Herz genau untersuchte, gelangte ich anschließend zu Dr. Doris Eller-Berndl. Diese ließ meine Stresshormone testen und stellte labordiagnostisch ein Serotonindefizit fest und auch mein Cortisol war auf einem sehr niedrigen Niveau. Für mich war das Wichtigste die Panikattacken loszuwerden. Ich stand unter ständiger Angst, dass mich wieder eine ereilt. Mir wurden die Produkte 5-Hydroxytryptophan 100 mit B-Vitaminen und später dann das Kombinationsprodukt Griffonia 50 Serolution® empfohlen. Gleichzeitig gab ich auch meine Führungsposition auf, weil ich wusste, dass sich an meiner Situation nichts ändern würde, wenn ich mich weiterhin diesem enormen beruflichen Druck aussetzen würde.

>> Der Erfolg

Bereits 2-3 Monate nach Beginn meiner Mikronährstofftherapie gehörten meine Panikattacken der Vergangenheit an. Wenn man bedenkt, wie viele Jahre meine Angstzustände mein Leben beeinträchtig haben, trat der Erfolg der Therapie in meinen Augen sehr schnell ein. Ich vertrug sowohl 5-Hydroxytryptophan 100 als auch Griffonia 50 Serolution® auch bei anfänglich hoher Dosierung immer sehr gut und darüber hinaus war die Einnahme der Aminosäure 5-HTP in Bezug auf meine Panikzustände auch völlig nachvollziehbar und logisch – das war für mich ein ganz wichtiger Punkt. Bis zum heutigen Tag überprüft Dr. Eller-Berndl meine Stresshormone regelmäßig und wenn die Werte nicht passen, nehme ich wieder Griffonia 50 Serolution® ein – und mir geht es sehr gut dabei.

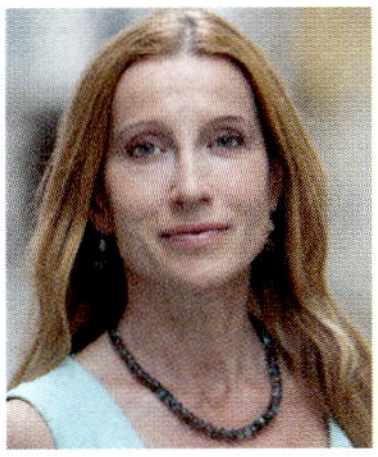

Dr. Doris Eller-Berndl

Fachärztin für Präventiv- und Arbeitsmedizin

>> Die medizinische Einschätzung

von Dr. Doris Eller-Berndl

5-Hydroxytryptophan (5-HTP) ist ein Schlüsselstoff in der Serotoninproduktion des Körpers. Durch eine erhöhte 5-HTP-Zufuhr ist es möglich Serotonindefizite zu verbessern. 80% der Serotoninsynthese erfolgt im Darm, dieses lässt sich peripher messen, die Produktion im Gehirn leider nicht direkt. Nichtsdestotrotz korreliert eine Verbesserung der peripheren Werte oft mit einer Verbesserung der psychischen Befindlichkeit. Bei Einnahme von Antidepressiva darf kein 5-HTP ergänzt werden, es könnte sonst zu einem Serotoninsyndrom führen. Die Entscheidung, ob Antidepressiva notwendig sind oder sie im besten Fall durch 5-HTP zu ersetzen sind, ist eine ärztliche Aufgabe. Durch weitere Kontrollanalysen lässt sich dann feststellen, ob die Dosis für die gerade herrschende Lichtsaison passend ist und mit anderen Maßnahmen gemeinsam die Probleme des Patienten günstig beeinflusst werden können.

Handlungsempfehlungen

Check Ups (Weitere Infos unter https://biogenadiagnostics.com)
Messung des Stresshormons Cortisol im Speichel, Serotonin aus gefrorenem Serum oder stabilisiertem 2. Morgenurin

Mikronährstoffe	Produktempfehlung
Alle Vitamine des B-Komplexes, L-Phenylalanin, Griffonia-Extrakt und Phosphatidylcholin	**Griffonia 50 Serolution®**

Lifestylemodifikationen

Die wichtigste Empfehlung für den Serotoninaufbau ist Tageslichtexposition am Morgen bzw. Vormittag. Sonnenlicht setzt ein Signal in den Augen frei, das die Serotoninproduktion ankurbelt. Brillen, Sonnenbrillen und Kontaktlinsen können dieses Signal reduzieren. Durch Indoorarbeiten und wenig Sonnenlicht im Winter leiden in unseren Breiten viele an Serotonindefiziten. Ein Serotoninmangel stört zusätzlich den Schlaf, da Serotonin als Vorstufe des Schlafhormons Melatonin dient.

Sport und Bewegung helfen den Kopf frei zu bekommen. Bewegen Sie sich am besten in der Natur, denn die Bäume geben natürliche Stoffe ab, die sich beruhigend auf den Menschen auswirken.

ANTRIEBSLOSIGKEIT

Innere Unruhe, Stress

Name: Hanna

Alter: 24

>> Die Geschichte

Eigentlich habe ich nie wirklich unter meinem Monatszyklus gelitten und würde mich selbst als sehr ausgeglichenen und positiven Menschen bezeichnen. Irgendwann habe ich aber selbst bemerkt, dass sich meine Laune vor dem Eintreten meiner Periode immer zu verschlechtern schien – ich war schlecht gelaunt und irgendwie stellte plötzlich alles eine Anstrengung für mich dar. Darüber hinaus fühlte ich mich lustlos und schlapp, vor allem dann, wenn ich allein war. Mir fiel außerdem auf, dass sich mein Gemütszustand immer dann verbesserte und es mir den Umständen entsprechend gut ging, wenn ich nicht auf mich selbst gestellt war und Zeit mit meiner Familie und Freunden verbrachte.

>> Der Weg

Ich wollte meinen Gesundheitszustand verbessern und suchte Dr. Irmgard Zierden auf. Anhand der Anamnese empfahl sie mir das Produkt Griffonia 50 Serolution® mit den Aminosäuren 5-HTP und Phenylalanin, beides Vorstufen des „Glückshormons" Serotonin. Diese Empfehlung war für mich sehr nachvollziehbar, litt ich doch besonders unter meiner inneren Unruhe und dem Unwohlsein zu dieser bestimmten Zeit des Zyklus. Die zusätzlich enthaltenen Vitamine B_1, B_6, B_{12}, Niacin und Biotin sollten die Funktion des Nervensystems unterstützen und zur normalen psychischen Funktion beitragen. Auch wenn meine finanziellen Mittel als Studentin begrenzt sind, war es mir dennoch wert es mit der Mikronährstofftherapie zu versuchen und mein Geld bewusst in meine Gesundheit zu investieren.

>> Der Erfolg

Ich folgte der Empfehlung von Dr. Irmgard Zierden und nahm die Griffonia 50 Serolution® für einige Zeit ein. Ich bemerkte umgehend eine Steigerung meines Wohlbefindens, vor allem gegen Ende meines Zyklus. Meine Stimmung hob sich, meine schlechte Laune verschwand und auch das Unwohlsein und diese innere Unruhe legten sich. Wie gut die Griffonia 50 Serolution® bei mir wirkt merke ich besonders, wenn ich sie zwischenzeitlich absetzte. Meine depressiven Verstimmungen und auch mein Unwohlsein tauchen dann rasch wieder auf. Ich nehme das Produkt nach wie vor ein und fühle mich gut dabei – diese Investition in mein Wohlbefinden zahlt sich für mich allemal aus.

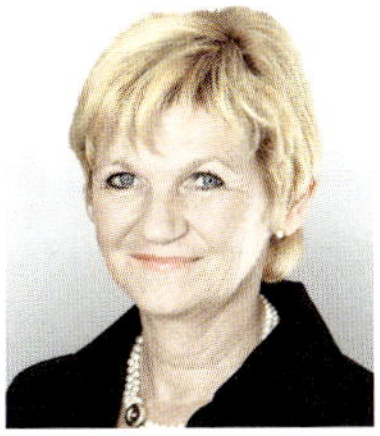

Dr. Irmgard Zierden

Ärztin für Frauenheilkunde und Naturheilverfahren

>> Die medizinische Einschätzung

von Dr. Irmgard Zierden

Phasen von Antriebslosigkeit, Müdigkeit, Stimmungsschwankungen oder depressiven Verstimmungen kann ein Serotoninmangel zu Grunde liegen. Bei einem Serotoninmangel unterstützt man den Körper durch eine erhöhte Zufuhr von 5-HTP, um das Glückshormon Serotonin wieder in passender Menge zu produzieren. Unter ärztlicher Aufsicht hat die therapeutische Behandlung von depressiven Verstimmungen mit Griffonia schon oft Erfolge gezeigt. Bei Einnahme von Antidepressiva sollte kein 5-HTP in Selbstregie ergänzt werden, da es zu einem Serotoninsyndrom kommen könnte. Die Entscheidung, ob Antidepressiva notwendig sind oder sie im besten Fall durch 5-HTP ersetzt werden können, ist eine ärztliche Aufgabe.

Handlungsempfehlungen

Check Ups (Weitere Infos unter https://biogenadiagnostics.com)
Messung des Stresshormons Cortisol im Speichel
Serotonin aus gefrorenem Serum oder stabilisiertem 2. Morgenurin

Mikronährstoffe	Produktempfehlung
Alle Vitamine des B-Komplexes, L-Phenylalanin, Griffonia-Extrakt und Phosphatidylcholin	**Griffonia 50 Serolution®**

Lifestylemodifikationen

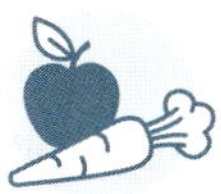

Es gibt eine Vielzahl an Lebensmittel, die Tryptophan enthalten. Um sich glücklich zu Essen (und damit ist nicht stetiges Belohnungsessen in großen Mengen gemeint), stehen folgende Lebensmittel ganz oben auf der Liste: Parmesan, Cashewkerne, Camembert, Weizenkeime und Erdnüsse.

Alkohol kann sich negativ auf den Hormonhaushalt auswirken. Zusätzlich führt vermehrter Alkoholkonsum zu unruhigem und nicht erholsamem Schlaf. Gerade bei Zuständen von depressiver Verstimmung ist guter und erholsamer Schlaf besonders wichtig.

DEPRESSION

Psychische Probleme

Name: Lisa

Alter: 40

>> Die Geschichte

Seit meiner Pubertät begleiteten mich Depressionen und Schlafstörungen. Anfänglich habe ich meinen Zustand akzeptiert, aber als dann meine Lebensqualität zunehmend abnahm, musste ich handeln. Von der Schulmedizin allein hatte ich nie die Unterstützung bekommen, die ich mir gewünscht hätte – es war ein mühevoller Weg. Zwar wurde ich medikamentös auf meine psychischen Probleme eingestellt, beschwerdefrei war ich dennoch nie. Darüber hinaus handelte es sich bei den mir verabreichten Medikamenten um sehr schwere, die mich in einen Zustand versetzten, der sich wie ein schlimmer Kater anfühlte. Auf meine bestehende Antriebs- und Lustlosigkeit hatten die Arzneimittel keinen positiven Einfluss – sie waren nur mit Nebenwirkungen verbunden.

>> Der Weg

Zwischen meinem 33. und 37. Lebensjahr entschied ich mich für eine medikamentöse Pause und suchte nach einer Alternative, um meine gesundheitlichen Probleme auf natürlichem Weg in den Griff zu bekommen. Als Tochter eines Mediziners, der sich selbst aufgrund eines Schicksalsschlags ab 50 mit der Orthomolekularen Medizin beschäftigte, war ich Mikronährstoffen sehr aufgeschlossen. Ich wollte meinen eigenen Weg gehen und entschied mich für die Einnahme von Griffonia simplicifolia, der afrikanischen Schwarzbohne, welche besonders viel 5-Hydroxytryptophan (5-HTP) enthält. 5-HTP ist ein Zwischenprodukt der Serotonin- und Melatoninsynthese und gilt als pflanzliches Antidepressivum. Ich startete mit einer Kapsel täglich des Präparats Griffonia 50 Serolution® von Biogena und merkte schnell eine Verbesserung.

>> Der Erfolg

Plötzlich fühlte ich mich deutlich wohler, meine Stimmung hob sich, aber meine Schlafstörungen bestanden weiterhin. Erst als ich die Dosis auf die empfohlenen zwei Kapseln täglich verdoppelte und mit dem Präparat fit@work® Premium Gold kombinierte, merkte ich einen deutlichen Unterschied in meiner Schlafqualität. Die Unruhe vor dem Einschlafen sowie die Grübelei hörten auf und ich konnte endlich durchschlafen, wie jeder andere Mensch auch und wachte morgens erholt auf – eine enorme Steigerung meiner Lebensqualität. Bis zum heutigen Tag nehme ich Griffonia 50 Serolution® ein und auch den Neurosagena® B-Komplex active Gold, welcher die Funktionen meiner Nerven und Psyche zusätzlich unterstützt.

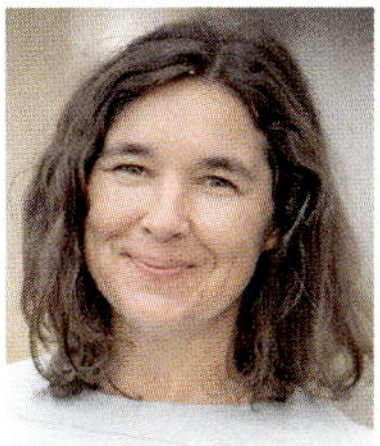

Lisa Ressi, MSc.

Dipl. Gesundheits-& Krankenpflegerin und Mitglied des Miracon-Science-Wissenschafts-teams

>> Die wissenschaftliche Einschätzung
von Lisa Ressi

Ein Serotoninmangel äußert sich in verschiedenen psychischen Symptomen beginnend bei Antriebslosigkeit und Gereiztheit bis hin zu depressiven Verstimmungen. Bei einem Serotoninmangel unterstützt man den Körper durch eine erhöhte Zufuhr von 5-Hydroxytryptophan (5-HTP), um das Glückshormon Serotonin zu produzieren. Ist man bereits in Behandlung und nimmt Antidepressiva, sollte der Arzt unbedingt die Einnahme von 5-HTP überwachen und das Einnahmeregime festlegen, da es zu einem Serotoninsyndrom kommen kann. Die Entscheidung, ob Antidepressiva notwendig sind oder sie im besten Fall durch 5-HTP ersetzt werden können, ist eine ärztliche Aufgabe.

Handlungsempfehlungen

Check Ups	(Weitere Infos unter https://biogenadiagnostics.com)
Messung des Stresshormons Cortisol im Speichel	
Serotonin aus gefrorenem Serum oder stabilisiertem 2. Morgenurin	

Mikronährstoffe	Produktempfehlungen
Alle Vitamine des B-Komplexes, L-Phenylalanin, Griffonia-Extrakt und Phosphatidylcholin	**Griffonia 50 Serolution®**
Alle Vitamine des B-Komplexes, Kalium, Biogena Viersalz®-Komplex, Zink und Coenzym Q10	**fit@work® Premium Gold**
Alle Vitamine des B-Komplexes, Vitamin C, Phosphatidylserin (PS)	**Neurosagena® B-Komplex active Gold**

Lifestylemodifikationen

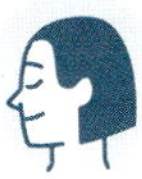

Die wichtigste Empfehlung für den Serotoninaufbau ist Tageslichtexposition am Morgen/Vormittag. Dadurch, dass 75 % der Menschen beruflich Indoor arbeiten, leiden vor allem im Winter in unseren Breiten viele an Serotonindefiziten. Nachdem Serotonin abends als Vorstufe des Schlafhormons Melatonin fungiert, beginnt auch der gute Schlaf quasi am Vormittag.

DEPRESSIVE VERSTIMMUNG

Regelbeschwerden

Name: Ela

Alter: 33

>> Die Geschichte

Ich war aufgrund meiner starken Periodenschmerzen auf der Suche nach einer pflanzlichen Alternative zu Schmerzmitteln, um meinen monatlichen Unterleibskrämpfen auf natürliche Weise entgegenzuwirken. Im Zuge meiner Recherche stieß ich dabei auf Ashwagandha (whithania somnifera), einer Pflanze mit hohem pharmakologischen Wert, welche schon seit Jahrhunderten im ayurvedisch-medizinischen Bereich eingesetzt wird. Ich fand heraus, dass Ashwagandha zur Unterstützung des geistigen und körperlichen Wohlbefindens und als Adaptogen bei Angstzuständen eingesetzt wird. Das Wirkungsspektrum passte zwar nicht ganz auf meine Menstruationsschmerzen, durchaus aber zu meinem Trennungsschmerz, unter dem ich seit geraumer Zeit litt.

>> Der Weg

Ich befasste mich weiter mit dem Wirkungsspektrum von Ashwagandha und interessierte mich besonders für Studien, die sich mit der Behandlung von Angstzuständen und Depressionen auseinandersetzten. Das Aus meiner langjährigen Beziehung traf mich schwer. Ich litt unter depressiven Verstimmungen, war unglücklich, antriebslos und ängstlich. Dieser Zustand beeinträchtigte auch stark meinen Alltag. Es fiel mir schwer mich bei der Arbeit zu konzentrieren und einen klaren Gedanken zu fassen. Auch privat zog ich mich immer mehr zurück und fiel in ein regelrechtes Loch. Ich wollte auch hier eine medikamentöse Therapie umgehen und entschied mich Ashwagandha eine Chance zu geben.

>> Der Erfolg

Bereits nach einer Woche merkte ich eine deutliche Besserung meines Gemütszustandes. Ich war gelassener, ausgeglichener und verspürte eine innere Ruhe, die ich schon lange nicht mehr gefühlt hatte. Außerdem fiel mir auf, dass ich auch im Sport mehr Ausdauer hatte und regelrecht energiegeladen war. Obwohl ich selten bis nie unter Schlafstörungen gelitten habe, konnte ich auch hier eine Verbesserung meiner Schlafqualität bemerken. Mittlerweile liegt meine Trennung einige Zeit zurück, ich kann aber definitiv sagen, dass mir Ashwagandha maßgeblich dabei geholfen hat meine psychische Verfassung zu verbessern und mir wieder den Schritt in mein altes Leben zu ermöglichen. Aus diesem Grund schwöre ich bis zum heutigen Tag auf Ashwagandha und nehme es immer noch regelmäßig ein.

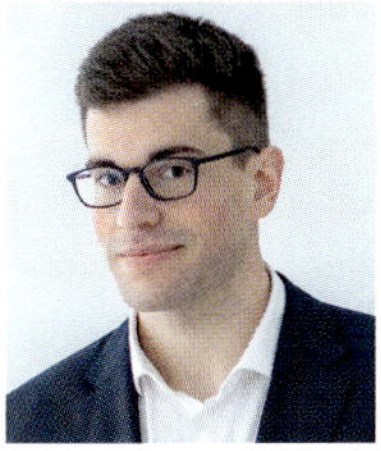

Michael Wäger, BSc., MSc.

Biochemiker, Ernährungswissenschafter und Mitglied es Miracon-Science-Wissenschaftsteams

>> Die wissenschaftliche Einschätzung
von Michael Wäger

Withania somnifera (Ashwagandha) ist eines der am weitesten verbreiteten Beruhigungsmittel in Indien, wo es eine ähnlich große Bedeutung hat wie Ginseng in China. In mehreren Studien konnte die stressreduzierende Wirkung dargelegt werden. Ashwagandha zeigt eine ähnliche Aktivität wie Gamma-Aminobuttersäure (GABA). GABA ist ein Neurotransmitter im Gehirn, der die Aktivität der Neuronen herunterreguliert und dadurch eine beruhigende Wirkung hat. Ashwagandha zeigt auch viele weiteren Wirkungen in Studien, unter anderem entzündungshemmende und krampflösende Effekte.

Handlungsempfehlungen

Check Ups (Weitere Infos unter https://biogenadiagnostics.com)
Messung des Stresshormons Cortisol im Speichel, Serotonin aus gefrorenem Serum oder stabilisiertem 2. Morgenurin

Mikronährstoffe	Produktempfehlung
Ashwagandha-Extrakt, Magnesium und Vitamin B_6	**Ashwagandha Formula**

Lifestylemodifikationen

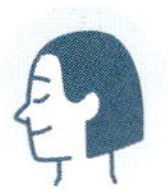

Die Stresswahrnehmung ist von Mensch zu Mensch unterschiedlich. Menschen mit hoher Resilienz lassen sich nichts so schnell aus der Bahn werfen. Die individuelle Resilienz ist jedoch nicht in Stein gemeißelt, sondern kann gelernt und gestärkt werden. Suchen Sie sich Entspannungstechniken, die für Sie gut in den Alltag integrierbar sind. Umso früher Sie damit anfangen, desto besser sind Sie für belastende Situationen gewappnet. Atemübungen sind beispielsweise so gut wie immer und überall anwendbar. Wie Ihre persönliche Entspannungstechnik letztlich aussieht ist aber nebensächlich. Am wichtigsten ist, dass Sie sich bewusst mit Enspannugnstechniken beschäftigen, sie anwenden und Ihr Wohlbefinden steigern.

TINNITUS

Stress, Angststörung, Lagerungsschwindel

Name: Ines

Alter: 28

>> Die Geschichte

Als mich letzten Sommer das erste Mal ein Lagerungsschwindel erfasste, war das Empfinden dabei für mich traumatisierend. Herzrasen und das Gefühl den Boden unter den Füßen zu verlieren versetzten mich in eine starke Panik. Danach konnte ich mich nicht mehr entspannen. Jedes Mal, wenn ich versuchte mich hinzulegen, kam das Gefühl wieder – die Angst hatte mich voll im Griff. Als ich dann bei meinen täglichen Yogaübungen auch noch ein starkes Pochen in meinem Ohr spürte, vermutete ich selbst einen Zusammenhang zwischen dem Lagerungsschwindel und einer Störung in meinem Gleichgewichtsorgan. Ich rief meine Mutter, eine Physiotherapeutin und Osteopathin, an und ließ mir Übungen gegen Lagerungsschwindel zeigen.

>> Der Weg

Die Übungen halfen, das Gefühl der Angst der Lagerungsschwindel könnte jederzeit wiederkommen, blieb aber. Als Diätologin war ich der Mikronährstofftherapie gegenüber sehr aufgeschlossen, weswegen ich begann mich intensiv mit dem Mikronährstoff-Coach® zu befassen und schon am nächsten Tag einen Biogena Store aufsuchte. Ich legte meinen Fokus darauf meine Psyche zu unterstützen und nahm alle Mikronährstoffe und Pflanzenextrakte mit, die bei Tinnitus, Stress und Angstzuständen unterstützend wirken, darunter Pycnogenol® 100 Gold, Magnesium 150, Neurosagena® B-Komplex active Gold, NiaPlex B3®, Vitamin D_3 sowie die Ashwagandha Formula. Darüber hinaus begann ich auch eine Psychotherapie, um meinem Problem auf den Grund zu gehen.

>> Der Erfolg

Wenn ich im Nachhinein darüber nachdenke, bin ich der festen Überzeugung, dass mein Körper mir mit dem Lagerungsschwindel etwas sagen wollte. Der Abschluss meines Masterstudiums, ein Wohnungswechsel und ein neuer Job nach einem Jahr Bildungskarenz waren einfach zu viel Stress für meinen Körper – ich verlor regelrecht die Balance. Mittlerweile habe ich mein Leben komplett geändert, höre auf meinen Körper und unterstütze meine Psyche weiterhin mit Mikronährstoffen, wenn ich merke, dass mir alles zu viel wird. Ich bin der festen Überzeugung, dass die verschiedenen Mikronährstoffe und Pflanzenextrakte neben meiner Psychotherapie einen großen Teil zu meinem derzeitigen Wohlbefinden beigetragen haben – ich bin im wahrsten Sinne des Wortes wieder im Gleichgewicht.

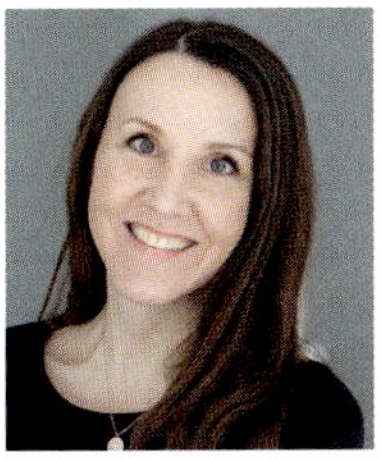

Mag. Margit Weichselbraun

Ernährungswissenschafterin und Mitglied des Miracon-Science-Wissenschaftsteams

>> Die wissenschaftliche Einschätzung

von Mag. Margit Weichselbraun

Psychische Belastungen und Stress können sich in verschiedensten Symptomen zeigen. Die Gefäße verengen sich, der Druck auf die Gefäße steigt, der Körper bereitet sich auf die Flucht vor. Dauerhaft führt das zu einer Überlastung des Systems, die es zu vermeiden gilt. B-Vitamine oder Magnesium unterstützen Nerven und Muskeln sich zu entspannen. Pflanzenextrakte wie Pinienrinden-Extrakt erhöhen dabei die Mikrozirkulationen des Bluts z.B. im Ohr, Vitamin D und Ashwagandha unterstützen die Psyche.

Handlungsempfehlungen

Check Ups (Weitere Infos unter https://biogenadiagnostics.com)
Neurobalanceprofil: Adrenalin, Cortisol im Tagesprofil, DHEA, Dopamin, Noradrenalin, Serotonin

Mikronährstoffe	Produktempfehlungen
Pinienrinden-Extrakt und Traubenkern-Extrakt	**Pycnogenol® 100 Gold**
Magnesium	**Magnesium 150**
Alle Vitamine des B-Komplexes, Vitamin C und Phosphatidylserin	**Neurosagena® B-Komplex active Gold**
Alle Vitamine des B-Komplexes mit erhöhtem Vitamin B_3 Anteil und Cholin	**NiaPlex B3®**
Vitamin D_3	**Vitamin D_3 Tropfen**
Ashwagandha-Extrakt, Magnesium und Vitamin B_6	**Ashwagandha Formula**

Lifestylemodifikationen

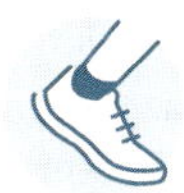

Sport und Bewegung helfen dabei den Kopf frei zu bekommen. Achten Sie darauf nicht zu intensiven Sport zu betreiben und bewegen Sie sich am Besten in der Natur und nicht unter Blaulichtbelastung Indoor. Die Bäume geben natürliche Stoffe ab, die sich beruhigend auf den Menschen auswirken.

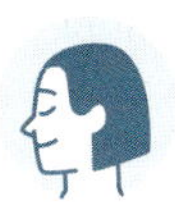

In psychisch belastenden Situationen kann man Entspannungstechniken nutzen um gut durch diese Zeit zu kommen. Atmen Sie fünf Sekunden ein und bis zu 15 Sekunden wieder aus und wiederholen Sie diesen Rhythmus einige Minuten lang.

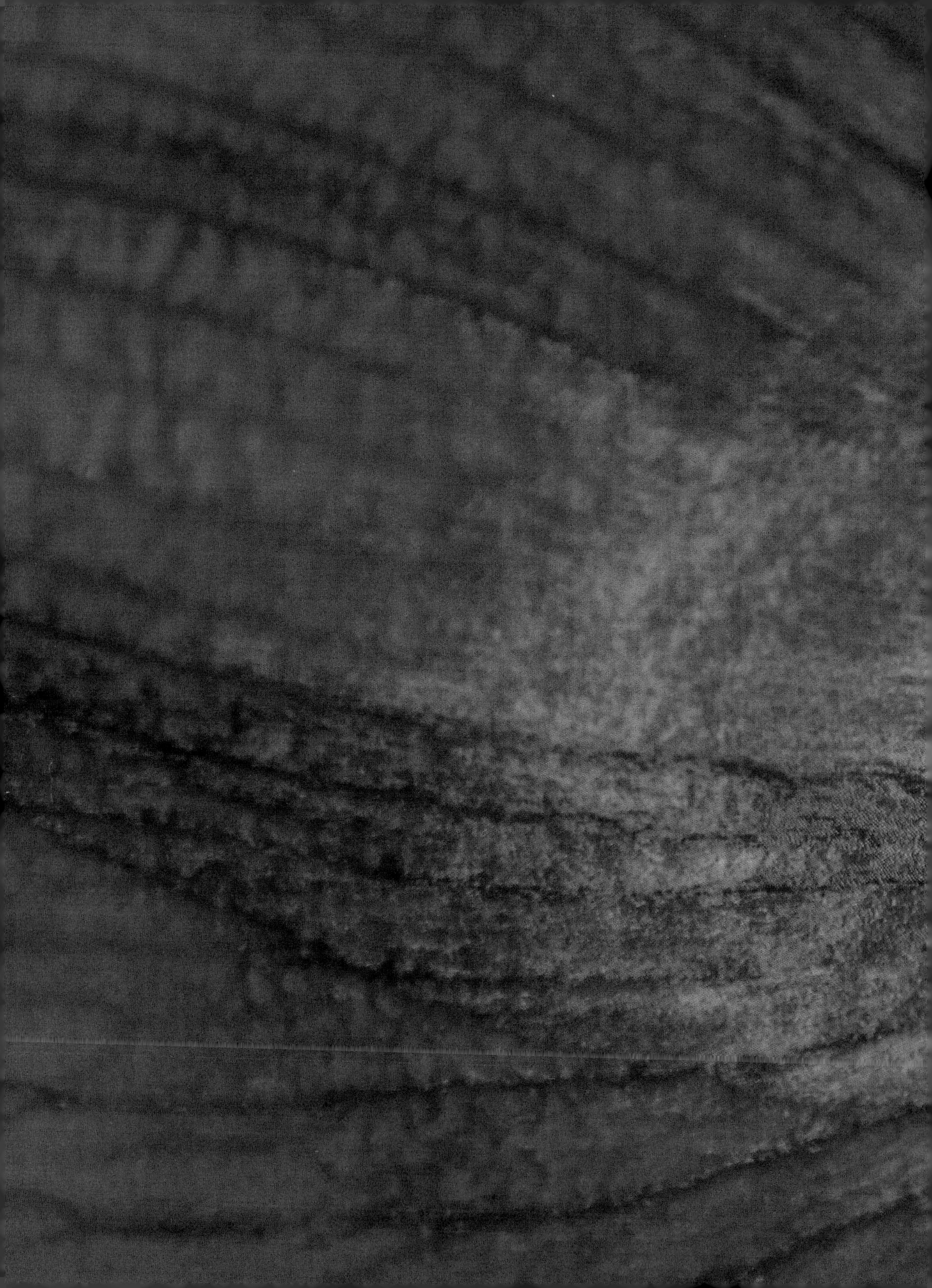

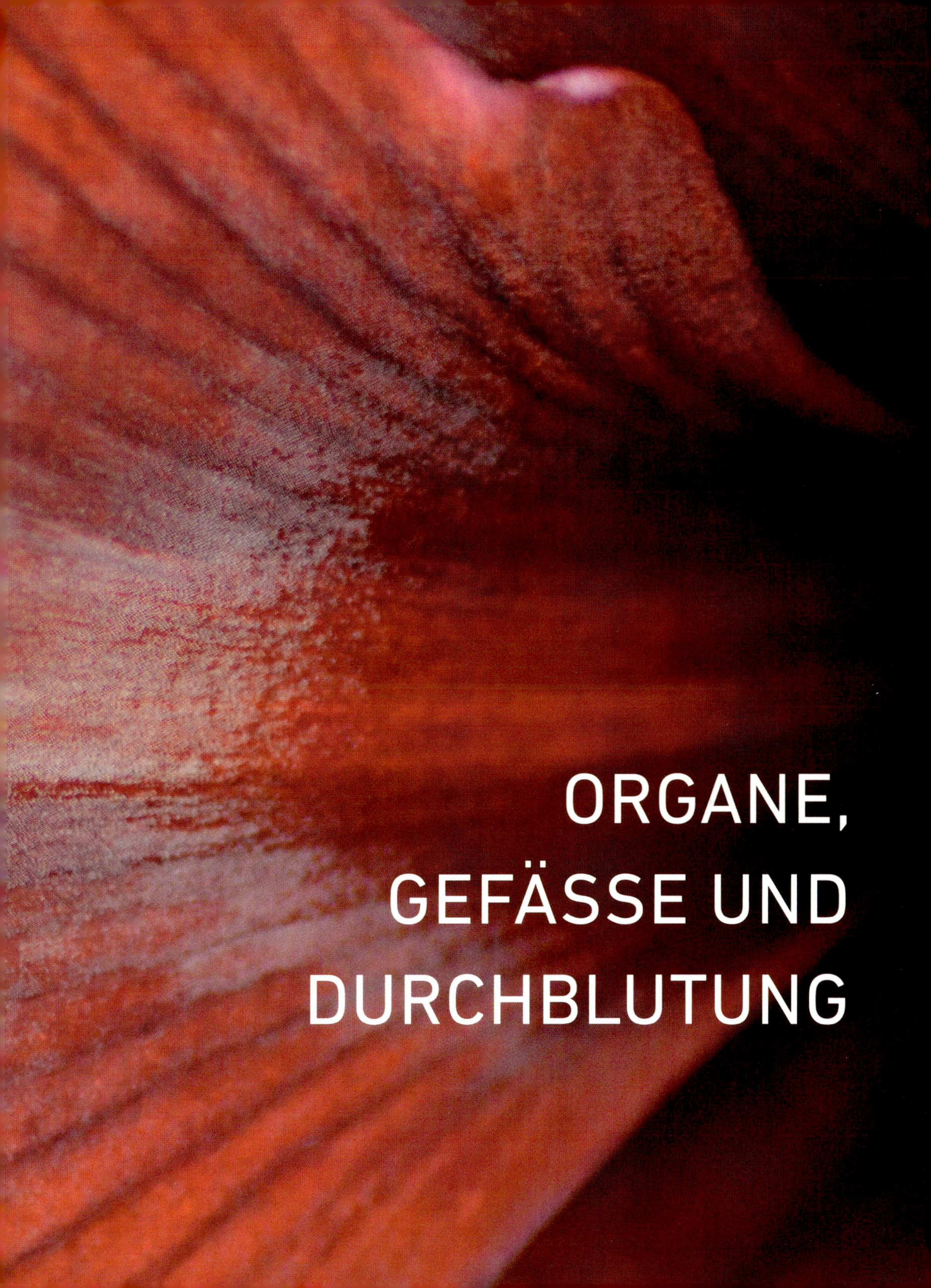

ORGANE, GEFÄSSE UND DURCHBLUTUNG

MORBUS RAYNAUD

Durchblutungsstörung, Gefäßerkankung

Name: Maria
Alter: 50

>> Die Geschichte

Als ich eines Winters zum ersten Mal das Erblassen meiner Finger und Zehen bemerkte, war das Gefühl beängstigend. Diese Durchblutungsstörungen zeigten sich nicht nur optisch an meinen Extremitäten, sie gingen auch mit einem Kribbeln, sowie einem Taubheits- und Kältegefühl einher. Zusätzlich machte sich die schlechte Durchblutung in den Füßen durch kleine Läsionen bemerkbar. Besonders unangenehm empfand ich das ständige Gefühl kalter Füße, das mein Wohlbefinden stark einschränkte. Wenn ich allerdings aus der Kälte ins Warme wechselte, verschwand die Weißfärbung wieder. Im Sommer trat dieses Problem nie auf, im Winter hingegen war die Erkrankung mein ständiger Begleiter.

>> Der Weg

Obwohl ich meine Beschwerden nicht als schmerzhaft empfand, schränkten sie meine Lebensqualität ein und beunruhigten mich. Ich suchte einen Gefäßspezialisten auf, welcher mir kurze Zeit später Morbus Raynaud diagnostizierte. Da diese Erkrankung auf einer Minderdurchblutung und krampfhaften Verengung der Blutgefäße beruht, empfahl er mir Fußbäder, sowie Massagen und Entspannungstechniken, um die Symptome des Morbus Raynauds zu mindern. Ich empfand seine Empfehlung als unbefriedigend und suchte nach einer Alternative. Durch eine Bekannte stieß ich schlussendlich auf den Pflanzenwirkstoff Pycnogenol – und dieser kann mehr als ich dachte.

>> Der Erfolg

Wann genau der Erfolg eintrat, kann ich nicht sagen, aber schon beim nächsten Kälteeinbruch war nichts mehr von dem Morbus Raynaud zu spüren oder zu sehen. Keine Verfärbung meiner Finger und Zehen, keine Beschwerden, kein Kältegefühl und auch keine Läsionen mehr. Motiviert durch diesen persönlichen Erfolg begann ich Pycnogenol zu erforschen und fand heraus, dass dieses in Studien mitunter die Mikrozirkulation verbesserte, was der Grund für den Rückgang des Morbus Raynauds sein könnte. Darüber hinaus gibt es noch weitere vielversprechende Einsatzgebiete des Pycnogenols als Antioxidans, u.a. auch in der Schmerzreduktion. Meine Geschichte zeigt eindrucksvoll, wie wirksam Pycnogenol in der Therapie von Morbus Raynaud sein kann und vor allem tue ich meinem Körper etwas Gutes und schade ihm nicht.

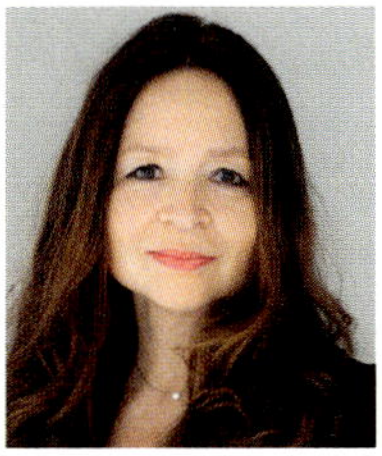

Mag. Diana Apflauer

Ernährungswissenschafterin und Mitglied des Miracon-Science-Wissenschaftsteams

>> Die wissenschaftliche Einschätzung
von Mag. Diana Apflauer

Der Pflanzenwirkstoff Pycnogenol zählt zu der Gruppe der Oligomeren Proanthocynaide (OPC), welche die Kapillardurchblutung erhöhen und eine gestörte Gefäßdurchlässigkeit normalisieren. Darüber hinaus bringen sie überdehnte Venen wieder in ihre Ausgangsform und helfen beim Abbau von Flüssigkeitsansammlungen im Gewebe. In einigen Studien konnte Pycnogenol seine durchblutungsfördernde Wirkung und eine Erhöhung der Mikrozirkulation zeigen.

Handlungsempfehlungen

Check Ups	(Weitere Infos unter https://biogenadiagnostics.com)
Magnetresonanzangiographie **Kapillarmikroskopie**	

Mikronährstoffe	Produktempfehlungen
Pinienrinden-Extrakt und Traubenkernextrakt	**Pycnogenol® 100 Gold**
Omega-3-Fettsäuren	**Marines Omega-3 liquid**

Lifestylemodifikation

Bei Durchblutungsstörungen sollten alle Genussmittel vermieden werden, die gefäßverengend wirken. Dazu zählt insbesondere das Rauchen.

Durchblutungsfördernde Stoffe in den Speiseplan zu integrieren ist sehr empfehlenswert. Auf die erhöhte Zufuhr von Omega-3-Fettsäuren und Eisen ist dabei ein besonderes Augenmerk zu legen.

Vermeiden Sie Stress, da dieser Einfluss auf das anregende Nervensystem hat, welches auch allgemein als Flucht- oder Kampfsystem bezeichnet wird. Wie der Name schon vermuten lässt, versetzt es den den Körper in einen Leistungsmodus mit dem Ziel eines erhöhten Blutflusses - die Arterien verengen sich.

SCHILDDRÜSENPROBLEME

Hypercholesterinämie, Obstipation, Cholesterin

Name: Roberto

Alter: 78

>> Die Geschichte

Vor etwa zehn Jahren begannen meine Probleme mit der Schilddrüse und dadurch auch die Einnahme des dazugehörigen Schilddrüsenhormons L-Thyroxin als Medikation. Außerdem plagte mich eine chronische Müdigkeit, welche meinen Alltag stark beeinflusste und auch mein Cholesterin war ständig zu hoch. Ich wollte etwas verändern und meinem Körper durch Mikronährstoffe unterstützen. Ich bat Dr. Marianne Krug um Hilfe, die nicht nur eine hervorragende Medizinerin ist, sondern auch praktischerweise meine Frau.

>> Der Weg

Es folgte eine Blutuntersuchung, welche mitunter einen Selenmangel aufzeigte. Um meine Schilddrüse zu unterstützen empfahl mir meine Frau die Einnahme von Selen, B-Vitaminen und Vitamin D. Gleichzeitig sollte ich FiboCHOL® einnehmen, um meinem hohen Cholesterinspiegel entgegenzuwirken und mich regelmäßiger bewegen. Die Bewegung ist generell gut für meine Gesundheit und hat einen positiven Einfluss auf meinen Cholesterinspiegel.

>> Der Erfolg

Die Einnahme der Mikronährstoffe und der Pflanzenextrakte zeigten schnell Wirkung. Seit drei Jahren bin ich gesund und an keiner Grippe erkrankt. Die Einnahme von FiboCHOL® hatte, abgesehen von der positiven Auswirkung auf meine Cholesterinwerte, noch einen netten „Nebeneffekt" – meine Verdauung verbesserte sich schlagartig. Während ich vorher häufig unter Verstopfung litt und nur alle paar Tage Stuhlgang hatte, darüber hinaus noch sehr harten, konnte ich bereits nach 3-4 Tagen eine deutliche Verbesserung verspüren. Heute habe ich nicht nur jeden Tag Stuhlgang, er ist auch nicht mehr hart und schmerzhaft – allesamt eine sehr positive Erfahrung!

>> Die medizinische Einschätzung

von Dr. Marianne Krug

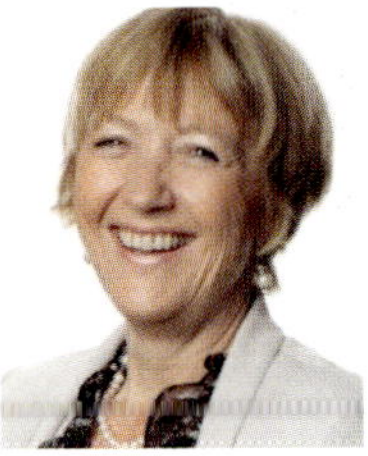

Dr. Marianne Krug

Fachärztin für Präventivmedizin und Hormonbalancetherapie

Selen spielt bekanntermaßen eine Rolle bei der Produktion des Schilddrüsenhormons Thyroxin. Deshalb ist eine Einnahme von Selen bei Schilddrüsenerkrankungen in Erwägung zu ziehen. Bei erhöhtem Cholesterin hat man heutzutage die Möglichkeit im ersten Schritt auf Phytosterine zurückzugreifen. Da Phytosterine eine ähnliche Struktur wie Cholesterol haben, treten sie bei der Aufnahme im Darm in Konkurrenz mit dem Cholesterin. Der Körper nimmt dadurch weniger „echtes" Cholesterin auf. Phytosterine haben im Gegensatz zu Cholesterin keinen Einfluss auf das „schlechte" LDL und der LDL-Spiegel sinkt. Auch bestimmte Ballaststoffe, wie Beta-Glucane, haben eine cholesterinsenkende Wirkung. Sie binden Gallensäure im Darm, dadurch muss der Körper mehr Gallensäure nachproduzieren. Für die Produktion von Gallensäure wird Cholesterin benötigt und der Gesamtcholesterinspiegel sinkt dadurch.

Handlungsempfehlungen

Check Ups (Weitere Infos unter https://biogenadiagnostics.com)
Blutanalyse: Premium-Mikronährstoff-Check

Mikronährstoffe	Produktempfehlungen
Selen	**Selenit 200**
Alle Vitamine des B-Komplexes, Vitamin C, Folat Biotin, Vitamin B_{12} und Phosphatidylserin (PS)	**Neurosagena® B-Komplex active Gold**
Vitamin D_3	**Vitamin D_3 Tropfen**
Hafer-Ballaststoffe, Phytosterine, Akazienfaser, Calcium und Artischockensaft-Pulver	**FiboCHOL®**

Lifestylemodifikationen

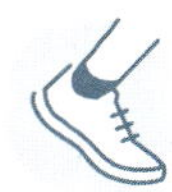

Bewegung und Sport helfen bei einem zu niedrigen HDL-Spiegel. Was ist der HDL Spiegel? Der Hauptteil des Cholesterins wird vom Körper gebildet. Dort wird es im Blut durch sogenanntes Lipoprotein, insbesondere Low-Density-Lipoprotein (LDL) und High-Density-Lipoprotein (HDL), transportiert. Im Gegensatz zum „schlechten" LDL schützen erhöhte Werte an HDL vor Arterienverkalkung und gelten als gesundheitsfördernd. Bewegung und Sport erhöhen nachweislich den HDL-Spiegel im Blut.

CHRONISCHE BRONCHITIS

Lungenerkrankung, Husten

Vorname: Lucia

Alter: 70

>> Die Geschichte

Seit meinem 7. Lebensjahr begleitete mich bereits eine chronische Bronchitis und erschwerte mir das Leben. Das äußerte sich vorwiegend durch ständigen Husten, Schleimbildung, aber auch Verkühltsein und vor allem im Sommer habe ich auch oft unter Schnupfen gelitten. Das Gefühl, mir würde etwas Schweres auf der Brust liegen, habe ich als besonders unangenehm empfunden. Ich litt außerdem unter einer chronischen Kurzatmigkeit, die sich vor allem beim Stiegensteigen bemerkbar machte – ich bekam einfach nicht so gut Luft. Mein Hausarzt verschrieb mir einen Spray, um die Lungenbläschen zu öffnen. Dieser schaffte zwar Abhilfe, meine chronische Bronchitis bestand aber weiterhin.

>> Der Weg

Durch meine Tochter kam ich auf Biogena und zum ersten Mal in Kontakt mit Mikronährstoffen als Nahrungsergänzung. Sie empfahl mir BromeZym® Zink 10, ein Kombinationsprodukt mit Zink und Vitamin C, sowie dem eiweißverdauenden Enzym Bromelain, welche allesamt zur normalen Funktion des Immunsystems beitragen und die körpereigene Abwehr unterstützen sollten. Obwohl mein Problem schon fast mein ganzes Leben bestand, wollte ich den Mikronährstoffen eine Chance geben. Mir war es ein besonders Anliegen vor allem meine Lungenfunktion zu unterstützen, welche laut Messungen bei der Lungenärztin immer eingeschränkt war. Die Zusammensetzung wirkte auf mich stimmig, und machte bei meiner chronischen Bronchitis für mich Sinn.

>> Der Erfolg

BromeZym® Zink 10 nehme ich schon seit drei Jahren ein und war seither nie wieder verkühlt. Bei den ersten Anzeichen eines Infekts wie Kopfschmerzen, nehme ich sofort eine Kapsel BromeZym® Zink 10 und kann dadurch das Ausbrechen der Verkühlung verhindern. Obwohl sich meine Kurzatmigkeit nicht verbessert hat, weil sie organische Ursachen hat, leide ich nicht mehr unter Husten und auch die Schleimbildung wird unterbunden. Nicht nur mein eigenes Wohlbefinden bestärkt mich in der weiteren Einnahme von BromeZym® Zink 10. Ich kann den Erfolg auch seither immer sehen, wenn ich auf meiner jährlichen Kur bin - meine Lungenfunktion ist bei der Messung jetzt einwandfrei.

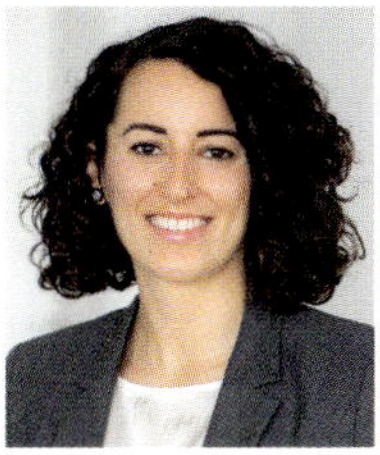

Camilla Freinek, MSc.
Genetikerin, Biologin und Mitglied des Miracon-Science-Wissenschaftsteams

>> Die wissenschaftliche Einschätzung
von Camilla Freinek

Bromelain ist ein proteolytisches Enzym, welches in größerer Menge in der Ananas zu finden ist. Proteolytische Enzyme besitzen die Eigenschaft den Zytokinspiegel modulieren zu können. Zytokine sind körpereigene Stoffe, die für den Ablauf von Entzündungen verantwortlich sind. Bei chronischen Entzündungen, wie beispielsweise bei einer chronischen Bronchitis, sind viele entzündungsfördernde Zytokine im Umlauf und das Entzündungsgeschehen beruhigt sich nicht. Proteolytische Enzyme wie Bromelain fangen diese Zytokine ein und ermöglichen dem Körper das Entzündungsgeschehen im besten Fall wieder zu normalisieren. Ananas, Papayas und Feigenblätter werdend deshalb schon länger in der Naturheilkunde bei Entzündungen und Wunden eingesetzt.

Handlungsempfehlungen

Check Ups	(Weitere Infos unter https://biogenadiagnostics.com)
Allergo-Screen Inhalation (IgE)	
Blut- oder Harnalyse: Neopterin	

Mikronährstoffe	Produktempfehlung
Vitamin C, Zink und Bromelain **Vitamin D_3 und Magnesium**	**BromeZym® Zink 10** **Vitamin D_3 15.000**

Lifestylemodifikationen

Bei einer chronischen Lungenerkrankungen nicht zu rauchen ist sehr wichtig, insbesondere da Rauchen Entzündungen fördert und den Ablauf des Entzündungsgeschehens verlangsamt.

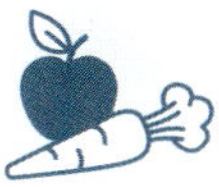

Neben Pollenallergien können Nahrungsmittelunverträglichkeiten die Symptome von Lungenerkrankungen verstärken. Wenn sie merken, dass Sie bestimmte Lebensmittel nicht gut vertragen, sollten Sie gerade bei einer vorherrschenden chronischen Bronchitis diese Lebensmittel meiden. Besonders eine Glutensensitivät und eine Histaminintoleranz können die Symptome von Bronchitis bis hin zu Asthma verstärken. Machen Sie deshalb am besten einen Test auf Nahrungsmittelunverträglichkeiten.

HYPERCHOLESTERINÄMIE

Stress, Cholesterin

Name: Franz

Alter: 48

>> Die Geschichte

Nahrungsergänzungsmittel zur Unterstützung der Gesundheit haben bei uns in der Familie immer schon eine große Rolle gespielt. Sei es bei meinem starken beruflichen Stress, den erhöhten Cholesterinwerten meiner Mutter und mir oder den Gefäßschäden, die das jahrelange Rauchen bei mir verursacht hat – wir wissen uns schnell mit Mikronährstofftherapien zu helfen. Dabei war es vor allem mein vermehrter Stress im beruflichen Alltag, der mich stark belastete und mir die Welt der Mikronährstoffe geöffnet hat. Doch nicht nur das, auch Hypercholesterinämie ist in unserer Familie ein großes Thema – sowohl meine Mutter als auch ich wiesen bei Messungen immer erhöhte Cholesterinwerte auf.

>> Der Weg

Als mir der ganze Stress in der Arbeit einfach zu viel wurde, begann ich fit@work® Basic und die Antistress Formula® mit den verschiedenen enthaltenen Vitaminen, Mineralstoffen und Pflanzenextrakten einzunehmen. Gegen meine erhöhten Cholesterinwerte und die meiner Mutter nahmen wir beide MiraCHOL® 3.0 Gold als Alternative zu Medikamenten ein, um unser Cholesterin im Blut auf natürliche Art und Weise zu senken. Als starker Raucher war ich zusätzlich mit Ablagerungen in den Gefäßen, vor allem bei der Hauptschlagader, konfrontiert, die laut meinem Hausarzt behandelt werden mussten. Auch hier setzte ich auf die Kraft der Mikronährstoffe und griff zu PycnoCardio® Q10 Gold.

>> Der Erfolg

Die positive Wirkung von fit@work® Basic und der Antistress Formula® merkte ich sehr schnell – ich war deutlich gelassener. Selbst bei großen Bergen an Arbeitsunterlagen behalte ich seither einen klaren Kopf und verspüre keine innere Unruhe. Ich bin von fit@work® Basic und der Antistress Formula® so überzeugt, dass ich die zwei Präparate schon mehrfach im Bekanntenkreis empfohlen habe. Auch der Erfolg von MiraCHOL® 3.0 Gold kann sich sehen lassen – sowohl meine Mutter als auch ich haben seit der Einnahme keine erhöhten Cholesterinwerte mehr. Das PycnoCardio® Q10 Gold und meine Rauchentwöhnung haben ebenfalls ihre positiven Spuren an meinen Gefäßen hinterlassen – laut der Aussage meines Hausarztes habe ich wieder Adern wie ein Neugeborener.

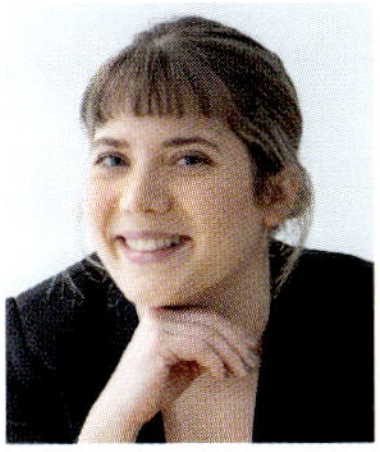

Natalie Lebner

Ernährungswissenschafterin und Mitglied des Miracon-Science-Wissenschaftsteams

>> Die wissenschaftliche Einschätzung
von Natalie Lebner

Neben einer Fehlernährung zählen Stress und Rauchen zu den möglichen Einflüssen für schlechte Cholesterinwerte. Durch Stress wird der Körper angeregt, mehr „schlechtes" LDL-Cholesterin zu produzieren. Rauchen wiederum senkt das „gute" HDL-Cholesterin. Deshalb kommt es zu einer unerwünschten Verschiebung der Cholesterinwerte von zwei Seiten. Stress und Rauchen zu reduzieren und gleichzeitig den Cholesterinwert mittels pflanzlichen Cholesterinhemmern, wie Rotschimmelreis, direkt zu senken, ist ein empfehlenswerter, ganzheitlicher Ansatz.

Handlungsempfehlungen

Check Ups	(Weitere Infos unter https://biogenadiagnostics.com)
Blutanalyse:	**Premium-Omega-3-Check** **Neurobalanceprofil**

Mikronährstoffe	Produktempfehlungen
Riboflavin (Vitamin B_2), Vitamin B_6, Folsäure, Vitamin D_3, Vitamin B_{12}, Kalium, Magnesium, Zink, Selen und Maca-Extrakt	**fit@work® Basic**
Ginseng-Extrakt, Magnesium und alle Vitamine des B-Komplexes	**Antistress Formula®**
Rotes-Reis-Pulver (Menacolin K), Weihrauch-Extrakt und Ubiquinol	**MiraCHOL® 3.0 Gold**
Vitamin C, Vitamin E, Thiamin, Traubenkern-Extrakt, Pinienrinden-Extrakt und Coenzym Q10	**PycnoCardio® Q10 Gold**

Lifestylemodifikationen

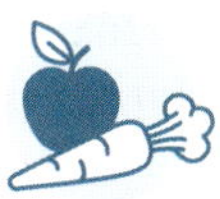

Bei erhöhten Cholesterinwerten wird eine mediterrane Ernährung empfohlen. Das bedeutet viel Obst und Gemüse, Hülsenfrüchten, Vollkorn-Getreideprodukte, Olivenöl, moderater Fischkonsum und eine geringe Menge an Milchprodukten, Wein und Fleisch.

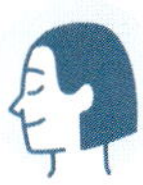

Dauerhafter Stress kann das „schlechte" LDL-Cholesterin erhöhen. Atmen Sie fünf Sekunden tief ein und 15 Sekunden langsam wieder aus und wiederholen Sie diesen Rhythmus für einige Minuten. Diese Übung für zwischendurch hilft sehr gut beim Stressabbau.

ZAHNFLEISCHBLUTEN

Mikronährstoffmangel

Name: Martin

Alter: 28

>> Die Geschichte

Mich begleitete mein Zahnfleischbluten eigentlich schon über einen langen Zeitraum. So lange, dass die regelmäßigen Blutungen im Mund irgendwo schon zum Alltag gehörten und für mich regelrecht normal waren. Auch wenn ich das Zahnfleischbluten nie als schmerzhaft empfand, war es für mich eine ästhetische Sache. Mein Zahnarzt stellte mir regelmäßig Rezepte zum Mundspülen aus, aber auch wenn sie mir halfen, war mir die Vorstellung auf täglicher Basis Medikamente im Mund zu haben nicht recht. Außerdem wusste ich, dass es sich bei den Mundspülungen lediglich um Symptombehandlungen handelt und mein Zahnfleischbluten bei Absetzen dieser auch sofort wieder losging.

>> Der Weg

Durch meine Freundin war ich der Mikronährstofftherapie gegenüber seit Jahren aufgeschlossen und nahm immer wieder verschiedene Präparate ein, um meine Gesundheit zu unterstützen. Aus diesem Grund war ich auch offen für den Vorschlag eines guten Bekannten es mit dem Präparat Biogena Diamonds® zu versuchen. Dabei handelt es sich um ein Kombinationsprodukt mit 44 High-End-Ingredients in einer Kapsel, welche die tägliche Versorgung mit allen essentiellen Mikronährstoffen, sowie ausgewählten Pflanzenwirkstoffen, gewährleisten soll. Dass mein Zahnfleischbluten möglicherweise mit einem Mikronährstoffmangel in Verbindung steht oder durch die gezielte Zufuhr von Vitaminen und Mineralstoffen verbessert werden könnte, daran dachte ich zu diesem Zeitpunkt noch nicht.

>> Der Erfolg

Ich nahm Biogena Diamonds® erst kurze Zeit ein, als ich bemerkte, dass mein Zahnfleischbluten radikal nachließ. Mittlerweile kann ich sagen, dass sich die Blutungen im Mundbereich auf ein Minimum reduziert haben und wenn überhaupt nur noch sehr selten bei mir vorkommen – kein Vergleich zu vorher. Mich als Mann überzeugt vor allem die einfache Handhabung des Präparates. Mit drei Kapseln pro Tag versorge ich meinen Körper mit allen wichtigen Mikronährstoffen und muss nicht zusätzliche Präparate einnehmen. Für mich ist Biogena Diamonds® einfach ein perfektes und gut abgestimmtes Kombipaket und ein gelungenes Präparat, das darüber hinaus nicht nur praktisch, sondern auch gut verträglich ist – ich fühle mich optimal versorgt.

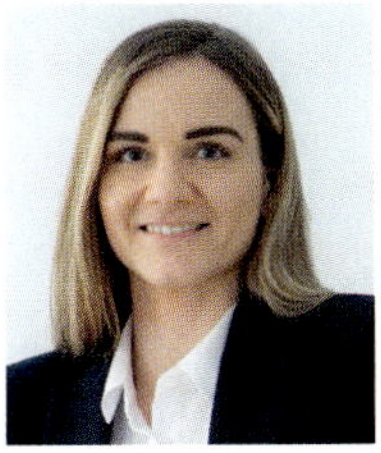

Dipl.-Ing. Sophie Humer
Lebensmitteltechnologin und Mitglied des Miracon-Science-Wissenschaftsteams

>> Die wissenschaftliche Einschätzung
von Dipl.-Ing. Sophie Humer

Zehnfleischbluten zählt zu den unspezifischen Anzeichen eines möglichen Nährstoffmangels. Auch Müdigkeit, brüchige Fingernägel, dauerhafte Kopfschmerzen, Blässe, Schwindel oder Haarausfall können auf einen Nährstoffmangel hindeuten. Mit der Einnahme eines Multinährstoffpräparats sieht man bei einer schnellen Normalisierung des Wohlbefindens sofort, dass es an bestimmten Vitaminen oder Nährstoffen mangelte. Ein Mikronährstoff-Check mittels Blutanalyse kann in solchen Situation sehr aufschlussreich sein.

Handlungsempfehlungen

Check Ups	(Weitere Infos unter https://biogenadiagnostics.com)
Blutanalyse: Premium-Mikronährstoff-Check	

Mikronährstoffe	Produktempfehlung
Vitamin C, Vitamin E, alle Vitamine des B-Komplexes, Vitamin K_2, Vitamin D_3, Kalium, Magnesium, Zink, Eisen, Mangan, Kupfer, Jod, Selen, Molybdän, Chrom, Pinienrinden-Extrakt, Phytogena®-Komplex, Carotinogena®-Komplex, Ubiquinol, trans-Resveratrol und Quercetin	**Biogena Diamonds®**

Lifestylemodifikationen

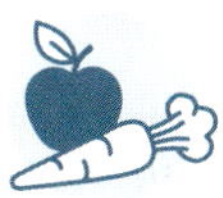

Wenn Nährstoffmängel entstehen, kann das an einer einseitigen Ernährung liegen, aber auch an der Qualität der Produkte. Versuchen Sie ihren Speiseplan bunt und abwechslungsreich zu gestalten und mit nährstoffreichen Lebensmittel zu füllen. Vergewissern Sie sich aber, dass das Obst und Gemüse eine gute Qualität haben.

Tabakkonsum ist nachgewiesenermaßen einer der Hauptfaktoren von Zahnfleischbluten. Es zeigt sich, dass Raucher ein erhöhtes Risiko für eine schwere Parodontitis aufweisen. Rauchen verengt die Gefäße, wodurch die Durchblutung im Zahnfleisch verändert wird.

TINNITUS

Durchblutungsstörung

Name: Leo

Alter: 56

>> Die Geschichte

Seit zehn Jahren gehört Tinnitus bereits zu meinem Leben. Die Ohrgeräusche waren anfänglich nur ganz leise, steigerten sich aber später deutlich. Auf die vorher eher unscheinbaren Töne folgten immer wieder sehr hohe, die auf mich besonders bedrohlich wirkten. Ich suchte eine Ärztin auf, welche mir eine Durchblutungsstörung diagnostizierte und mir eine Therapie mit Cortison nahelegte. Eine vierwöchige Behandlung mit dem Medikament schaffte Abhilfe, zumindest vorübergehend. Bereits nach kurzer Zeit plagten mich die unangenehmen, hohen Töne wieder. Da der Therapieerfolg mit Cortison jedoch immer nur kurzfristig war, suchte ich nach einer anderen Möglichkeit, am besten auf natürlicher Basis, um meinem Problem auf den Grund zu gehen.

>> Der Weg

Ein guter Bekannter riet mir aufgrund meiner diagnostizierten Durchblutungsstörungen zu der Einnahme von Pinienrinden-Extrakt (Pycnogenol®). Dieses pflanzliche Produkt fördert die Mikrozirkulation in den Kapillargefäßen, unterstützt die Blutzirkulation und schützt die Wände der Blutgefäße. Die positive Wirkung von Pycnogenol® konnte bereits in mehreren Studien belegt werden, wo es zu einer Verbesserung der mit Tinnitus assoziierten Symptomatik kam. Da ich Mikronährstoffen und einer dazugehörigen Therapie gegenüber sehr offen war, wollte ich versuchen meinen Tinnitus mit dem Pflanzenwirkstoff unter Kontrolle zu bekommen, bzw. zumindest die hohen Töne. Ich begann das Produkt Pycnogenol® 100 Gold einzunehmen und merkte sehr schnell eine Verbesserung.

>> Der Erfolg

Bereits kurze Zeit nach der Einnahme von Pycnogenol® 100 Gold verschwanden die hohen Töne. Zwar besteht mein Tinnitus nach wie vor, er ist aber erträglich und es lässt sich auch gut mit ihm leben – das war und ist mir für den Erhalt meiner Lebensqualität besonders wichtig. Bei der Therapie lag mir aber besonders am Herzen dieses Auf und Ab der Töne zu kontrollieren, welches ich immer als äußerst unangenehm empfunden habe. Zwischenzeitlich habe ich andere neue Innovationen auf dem Gebiet der Tinnitus-Therapie ausprobiert, aber letztlich immer wieder auf Pycnogenol® 100 Gold zurückgegriffen – für mich noch immer die beste Möglichkeit mit meinem Tinnitus zu leben.

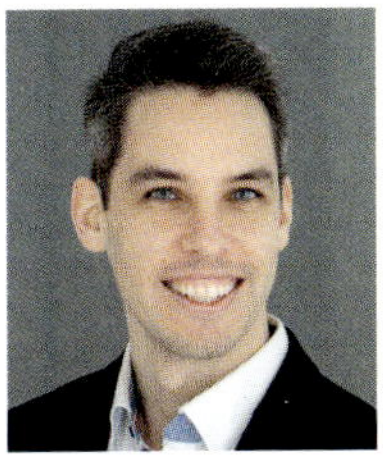

Georg Hofstätter, MSc.

Ernährungswissenschafter und Mitglied des Miracon-Science-Wissenschaftsteams

>> Die wissenschaftliche Einschätzung

von Georg Hofstätter

Oligomere Proanthocyanidine (OPC) erhöhen die Kapillardurchblutung und eignen sich daher zum Einsatz bei Tinnitus. Polyphenole verbessern nicht nur die Durchblutung, sondern funktionieren auch als schützende Antioxidantien welche die Gefäßschädigungen vorantreiben. Insbesondere der Pinienrindenextrakt (Pycnogenol) konnte in klinischen Studien die Cochleadurchblutung, also der Gefäße im Ohr, verbessern und damit auf die Symptomatik bei Tinnitus einwirken.

Handlungsempfehlungen

Mikronährstoffe	Produktempfehlungen
Pinienrinden-Extrakt und Traubenkern-Extrakt	**Pycnogenol® 100 Gold**
Weihrauch-Extrakt	**Weihrauch 400**
Traubenkern-Extrakt, Grüner-Tee-Extrakt, Granatapfel-Extrakt und Olivenblatt-Extrakt	**OPC PolyMax® 250/30**

Lifestylemodifikationen

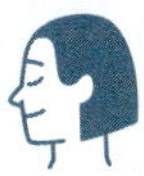

Eine blutdrucksenkende Ernährung, wie die DASH-Diät sollte in Betracht gezogen werden. Wenig Salz (1,5 -2,5 Gramm pro Tag), Einfachzucker wie z.B. Haushaltszucker, Weißbrot und Süßigkeiten. Mehr Omega-3-Fettsäuren aus fettem Fisch oder pflanzlichen Ölen wie z.B. Leinöl.

Nikotin verstärkt bei vielen Betroffenen die Symptome. Tritt das Piepsen nach dem Genuss immer wieder auf oder verschlimmert es sich, sollte man besser verzichten.

Alkohol verstärkt bei vielen Betroffenen die Symptome. Treten die Ohrgeräusche nach dem Genuss immer wieder auf oder verschlimmern sich, sollte man besser auf Alkohol verzichten.

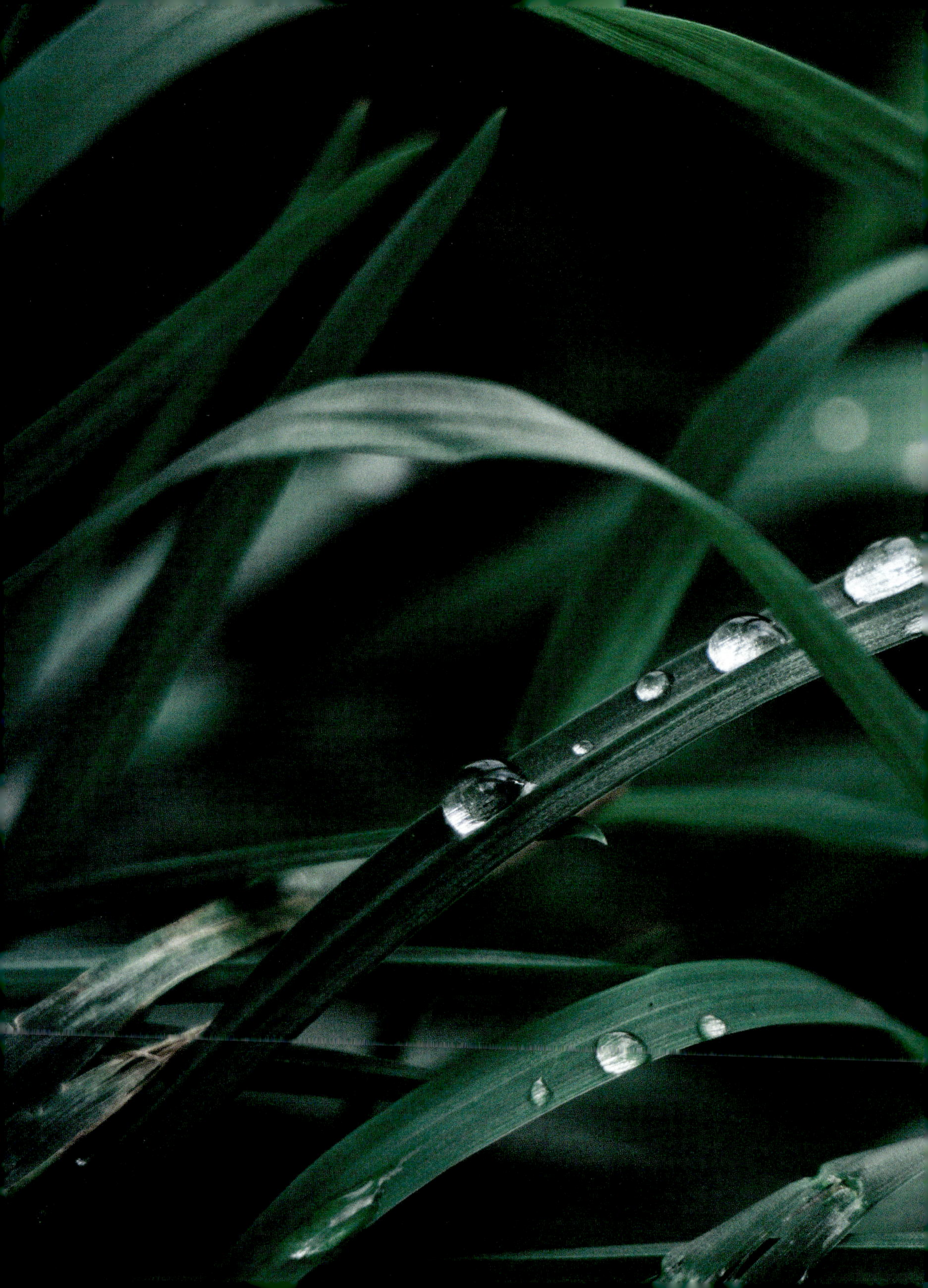

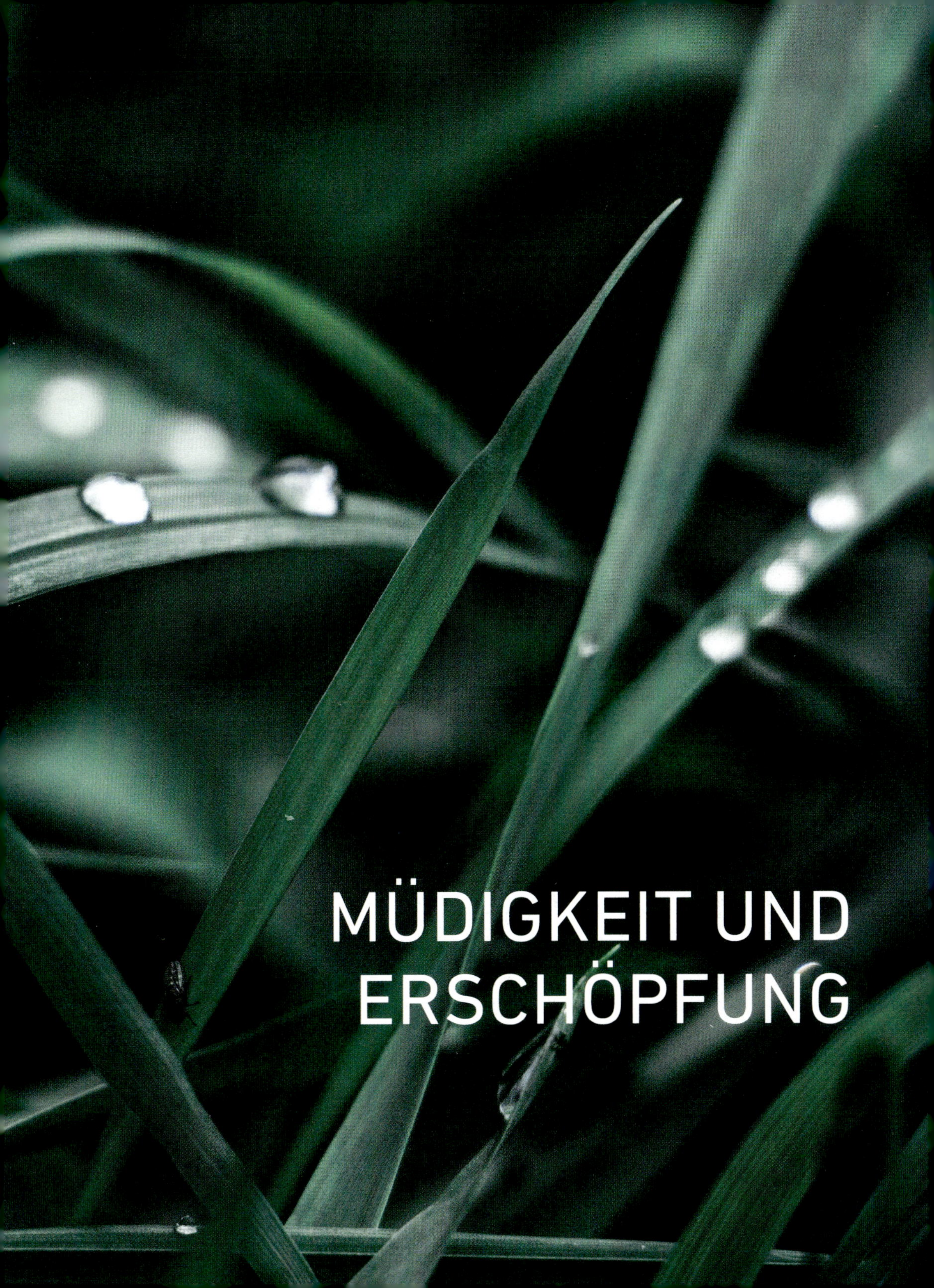

MÜDIGKEIT UND ERSCHÖPFUNG

EISENMANGEL

Erschöpfungssyndrom, Müdigkeit

Name: Julia

Alter: 32

>> Die Geschichte

Als jemand, die immer ihr Bestes geben möchte und als Frau in einer Führungsposition ist meine Performance für mich enorm wichtig. Aus diesem Grund habe ich mich auch von dem Angebot eines Performance Coachings mit Burnout-Prävention vom Experten Daniel Harbs sehr angesprochen gefühlt. Vor allem deswegen, weil ich selbst bemerkte, dass ich von Tag zu Tag immer müder wurde, es mir an Energie fehlte und meine Leistungs- und Konzentrationsfähigkeit stark abnahm. Das ging sogar so weit, dass ich mich bereits unmittelbar nach dem Aufstehen erschöpft fühlte. Ich suchte den Fehler bei mir selbst und versuchte meinen Schlaf zu optimieren und mehr Bewegung zu machen, aber meine Energielosigkeit blieb.

>> Der Weg

Das High Performance Coaching bestand aus einem telemedizinischen Angebot auf Basis einer Vollblutdiagnostik, sowie Speichel- und Urinparametern, mit welchen nicht nur mein Hormonhaushalt, sondern auch mein Darm und mein Mikronährstoffprofil genau unter die Lupe genommen wurden. Als meine Befunde ausgewertet waren, erinnere ich mich noch genau an die Worte von Daniel Harbs: „Wie geht es Ihnen eigentlich wirklich, Sie haben nämlich einen krassen Eisenmangel!" In diesem Moment fiel es mir wie Schuppen von den Augen. Es lag nicht an mir. Ich hatte einfach einen starken Mikronährstoffmangel, welcher meinen Energiehaushalt auf den Kopf stellte. Mit diesem Wissen startete ich noch am selben Tag meine Therapie mit MoFerrin® liquid Herbal Elixier.

>> Der Erfolg

Das unmittelbare Gefühl nach der ersten Einnahme von MoFerrin® liquid Herbal Elixier werde ich nie vergessen – bereits zu Mittag hätte ich Bäume ausreißen können! Dieses neue Lebensgefühl beflügelte mich regelrecht – ich war so schnell wieder energiegeladen, konnte mich viel besser konzentrieren und auch die Blässe in meinem Gesicht ließ nach. Meine Verzweiflung war wie weggeblasen, endlich hatte ich die Ursache für meine Antriebslosigkeit gefunden. Ich bin Daniel Harbs so dankbar für alles. Er hat mir ein großes Stück Lebensqualität wiedergegeben. Auch heute noch lasse ich meinen Eisenstatus alle 3-4 Monate überprüfen und nehme MoFerrin® 21, bzw. mittlerweile QuattroFerrin® 21 regelmäßig ein. Denn eines weiß ich mit Sicherheit: Das passiert mir kein zweites Mal.

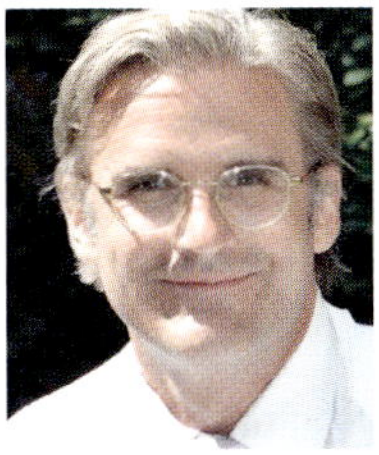

Daniel Harbs

Facharzt für Allgemeinmedizin, Ernährungs- und Sportmedizin und Experte für Orthomolekulare Medizin

>> Die medizinische Einschätzung

von Daniel Harbs

Eisenmangel zählt zu den häufigsten Ursachen für Müdigkeits- und Erschöpfungszustände, insbesondere bei Frauen. Gründe für eine Minderversorgung mit Eisen können ein erhöhten Eisenbedarf, vermehrte Eisenverluste und/oder eine verminderte Eisenresorption sein. Sinkt der Ferritinspiegel (latenter Eisenmangel) kann das zu pathophysiologischen Veränderungen führen und die Energiegewinnung einschränken. Das Tückische daran ist, dass es erst nach der weitgehenden Entleerung der Ferritinspeicher zu Störungen im Blutbild und den charakteristischen Symptomatiken kommt. Eine Blutanalyse gibt Aufschluss darüber, wie es um den Eisenspeicher steht. Sieht man einen Abwärtstrend, kann man schon frühzeitig gegensteuern, noch bevor es zu den charakteristischen Symptomatiken kommt.

Handlungsempfehlungen

Check Ups	(Weitere Infos unter https://biogenadiagnostics.com)
Blutanalyse:	**großes Blutbild** **Premium-Mikronährstoff-Check**

Mikronährstoffe	Produktempfehlungen
Fruchtsaft mit pflanzlichem Eisen	**MoFerrin® liquid Herbal Elixier**
Pflanzliches Eisen und Vitamin C	**MoFerrin® 21**
QuattroFerrin® Blend (4 Eisenverbindungen) und Camu-Camu-Extrakt	**QuattroFerrin® 21**

Lifestylemodifikationen

Für viele Menschen dürfen Getränke wie Kaffee und Grün- oder Schwarztee im Alltag nicht fehlen. Gerade Frauen mit unentdecktem Eisenmangel greifen besonders gerne zu den koffeinhaltigen Getränken. Die beliebten Muntermacher enthalten allerdings Polyphenole, welche zwar einen hohen gesundheitlichen Nutzen haben, aber auch die Eisenresorption beeinträchtigen können.

Tipp: Achten Sie bei der Einnahme von Eisensupplementen auf einen Zeitabstand von 2-3 Stunden, wenn Sie Kaffee oder Tee konsumieren.

MIKRONÄHRSTOFFMÄNGEL

Eisenmangel, Kindergesundheit

Name:
Fee & Tanja

Alter: 9 & 46

>> Die Geschichte

Für mich sind eine gesunde Ernährung und eine optimale Mikronährstoffversorgung zur Erhaltung der Gesundheit von enormer Wichtigkeit. Aus diesem Grund lasse ich auch seit zweieinhalb Jahren regelmäßig mein Blut untersuchen, um potenzielle Mängel mit Mikronährstoffpräparaten schnell ausgleichen zu können. Um zu gewährleisten, dass auch meine 9-jährige Tochter ausreichend mit allen essenziellen Vitaminen und Mineralstoffen versorgt ist, habe ich auch bei ihr eine Blutanalyse durchführen lassen. Obwohl sie sich sehr ausgewogen ernährt und auf mich immer fit und ausgeglichen wirkte, zeigte sich überraschenderweise nicht nur eine sehr schlechte Vitamin D-Versorgung, sondern auch ein starker Mangel an Omega-3-Fettsäuren und sogar ihr Eisenwert war im Keller.

>> Der Weg

Ihre niedrigen Werte, trotz der gesunden Ernährung, überraschten mich nicht nur, ich war regelrecht schockiert. Aufgrund des starken Eisenmangels meiner Tochter entschieden wir uns für Eiseninfusionen, um ihren Mangel schnell auszugleichen. Den niedrigen Werten an Omega-3-Fettsäuren wirkten wir zunächst mit dem marinen Omega-3 liquid entgegen und ersetzten es bei meiner Tochter durch Omega 3 duo, da sie die Kapseln dem Fischöl in flüssiger Form vorzog. Direkt nach der Blutanalyse starteten wir beide außerdem mit der Einnahme der Vitamin D-Tropfen und setzten bei ihr auch täglich die Junior Multi Bo®13 NutriGellets® ein, um sie optimal mit allen wichtigen Vitaminen zu versorgen.

>> Der Erfolg

Ich war eigentlich immer der felsenfesten Überzeugung, dass eine gesunde Ernährung ausreicht, um den Körper mit allen wichtigen Mikronährstoffen abzudecken – auch bei meinem Kind. Die Blutanalyse meiner Tochter hat aber ganz klar gezeigt, dass eine regelmäßige Überprüfung der Mikronährstoffversorgung von Kindern nicht nur sinnvoll, sondern wichtig ist. Bereits kurze Zeit nach der Eiseninfusion war sie viel energiegeladener und die bessere Versorgung mit Omega-3-Fettsäuren und auch Vitamin D machte sich nicht nur bei ihr, sondern auch bei mir positiv bemerkbar. Den Erfolg konnten wir bei einer erneuten Blutanalyse drei Monate später schwarz auf weiß sehen – unsere Versorgung war top und die vorherigen Mängel vollständig ausgeglichen.

Meine Tipps als Mutter:

- Finde eine kindergerechte Form der Gabe von Nahrungsergänzungsmitteln, z.B. als Pulver zum Einrühren oder als Tropfen.
- Sprich die Gabe des Präparats mit deinem Kind ab.
- Kläre das Kind über den Unterschied zu Medikamenten auf.

Ich hoffe mit dem Beispiel meiner Tochter auch andere Eltern dazu zu animieren, den Mikronährstoffstatus ihrer Kinder regelmäßig überprüfen zu lassen.

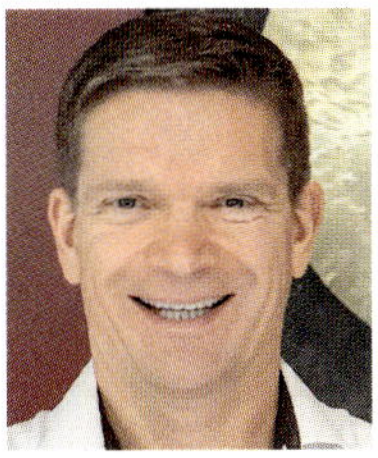

Prof. Dr. med. János Winkler

Facharzt, Molekularmediziner und Schmerztherapeut

>> Die medizinische Einschätzung

von Prof. Dr. med. János Winkler

Trotz ehrlichen Bemühens dieser Mutter war das Kind nicht optimal versorgt. Da ein Kind immer einen höheren Bedarf an essenziellen Stoffen hat, kann es schnell zu einer Unterversorgung kommen. Gerade bei Kindern ist die durch eine Blutanalyse kontrollierte, optimale Mikronährstoffversorgung ein Schlüssel zum Gedeihen in physischer und psychischer Hinsicht. Die sogenannte ADHS-Diagnose ist beispielsweise oft nur ein einfacher Magnesium- und Eisenmangel. Magnesium wird nicht umsonst auch das „Salz der inneren Ruhe" genannt. Auch ein Vitamin D-Mangel ist unter Kindern und Jugendlichen eher die Regel als die Ausnahme. Das Gleiche gilt für Eisen und Eiweiß. Die Folge: Die Kinder sind energielos, infektanfällig, leiden oft unter Konzentrationsschwierigkeiten und Müdigkeit. Das Tückische daran ist, dass sich erst bei 80 % Mikronährstoffdefizitsymptome zeigen. Dadurch bleiben diese Defizite oftmals Monate bis Jahre lang unter „dem Radar". Deshalb mein Appell: „Wer wissen will, muss messen! Im Blut, im Urin, im Speichel, im Stuhl!"

Handlungsempfehlungen

Check Ups	(Weitere Infos unter https://biogenadiagnostics.com)
Blutanalyse: Premium-Mikronährstoff-Check	

Mikronährstoffe	Produktempfehlungen
Vitamin C, Niacin, Vitamin E, Pantothensäure, Riboflavin, Beta-Carotin, Thiamin, Vitamin B_6, Folsäure, Vitamin K_1, Biotin, VItamin D_3, Vitamin B_{12}, Eisen und Jod	**Junior Multi Bo®13 NutriGellets®**
Vitamin D_3	**Junior Vitamin D_3 & Vitamin D_3 Tropfen**
Omega-3-Fettsäuren und Vitamin E	**Omega 3 duo**
QuattroFerrin® Blend und Camu-Camu-Extrakt	**QuattroFerrin® 21**

EISENMANGEL

Leaky Gut, Müdigkeit, Erschöpfungssyndrom, Kreislaufprobleme

Name: Lisa

Alter: 33

>> Die Geschichte

Ich war seit jeher blass und hatte immer schon Probleme mit meinem Eisenstatus im Körper. Bei jeder Blutuntersuchung war mein Eisenwert niedrig und Eisentabletten wurden mir regelmäßig von meinem Hausarzt verordnet. Obwohl sich mein niedriger Eisenwert nach der medikamentösen Behandlung immer verbessert hat, ging es mir bei der Einnahme nicht gut: Magenschmerzen, Durchfall und Erbrechen gehörten zur Tagesordnung, wenn ich Eisentabletten einnehmen musste. Darüber hinaus erhöhte sich zwar mein Eisenwert, aber immer nur marginal – es war frustrierend und eine dauerhafte Medikation mit Eisentabletten aufgrund der starken Symptome für mich daher keine Option.

>> Der Weg

Ich suchte eigenständig die Biogena Check Up Lounge Millergasse auf und ließ nicht nur eine Vollblutanalyse machen, mir wurde auch eine Stuhlanalyse nahegelegt, um zu untersuchen, ob ich unter einem Leaky-Gut-Syndrom litt. Es zeigte sich nicht nur ein starker Eisenmangel, sondern auch die Parameter für ein Leaky-Gut-Syndrom schlugen an. Nun wusste ich, warum sich mein Eisenspiegel im Blut trotz Medikation nie wirklich stark erhöhte – ich litt schlichtweg unter einem durchlässigen Darm. Somit wurde dieser zuerst sechs Wochen lang mit verschiedenen darmunterstützenden Präparaten behandelt, bevor ich zwei Kapseln MoFerrin® 21 täglich für sechs Wochen einnahm, gefolgt von einer Kapsel vier Wochen lang.

>> Der Erfolg

Die Behandlung meines Leaky-Gut-Syndroms zeigte schnell Wirkung – mir ging es gesundheitlich deutlich besser. Bei der nächsten Vollblutanalyse zehn Wochen später zeigte sich außerdem eine deutliche Verbesserung meines Eisenstatus. Ich hatte endlich Normalwerte und allen voran: MoFerrin® 21 verursachte bei mir keine Magen-Darm-Beschwerden, ich vertrug es sehr gut. Als ich mir dann später eine Kupferspirale einsetzten ließ und sich dadurch meine Periode verstärkte, verspürte ich wieder die klassischen Eisenmangelsymptome. Ich handelte schnell und nahm wieder MoFerrin® 21, wodurch die Müdigkeit und die Kreislaufprobleme wieder verschwanden. Seither lasse ich mein Blut jedes Jahr regelmäßig analysieren und meinen Eisenwert überprüfen – das halte ich besonders als Frau für wichtig.

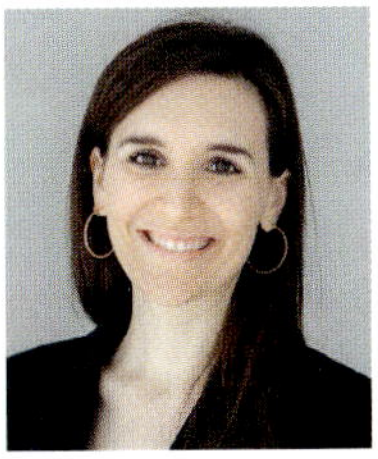

Julia Bintinger, MSc.
Ernährungswissenschafterin und Mitglied des Miracon-Science-Wissenschaftsteams

>> Die wissenschaftliche Einschätzung
von Julia Bintinger

Die schlechte Verträglichkeit der „klassischen" Eisenpräparate ist ein bekanntes Problem. Diese können durch ihre oxidative Wirkung die Schleimhäute von Magen und Darm reizen und zu bekannten Symptomatiken wie Übelkeit, Magenschmerzen und Durchfall führen. Eine Dysbalance der Darmflora bis hin zu einem Leaky-Gut-Syndrom können die Folge sein. Es gibt aber mittlerweile pflanzliche Eisenpräparate, die eine gute Verträglichkeit und Bioverfügbarkeit aufweisen. Dazu zählt Eisen aus Curryblatt und dem Pilz Aspergillus-oryzae.

Handlungsempfehlungen

Check Ups	(Weitere Infos unter https://biogenadiagnostics.com)
Blutanalyse: Premium-Mikronährstoff-Check	
Stuhlanalyse: Premium-Darm-Mikrobiom-Check	

Mikronährstoffe	Produktempfehlungen
Pflanzliches Eisen aus Curryblatt und Vitamin C	**MoFerrin® 21**
L-Glutamin, Zink, Kupfer, Mangan, Selen, Vitamin C, Pantothensäure, Vitamin B_6, Vitamin D_3, Beta-Carotin, Kamillen-Extrakt, Grüner-Tee-Extrakt und Traubenkern-Extrakt	**Mucosa Formula®**
Lacto- und Bifidobakterien und Inulin	**Omni Lactis® 20**
L-Glutamin	**L-Glutamin 3000**

Lifestylemodifikationen

Menschen mit unentdecktem Eisenmangel fühlen sich oft müde und trinken gerne koffeinhaltige Getränke, um der Müdigkeit entgegenzuwirken. Die beliebten Muntermacher enthalten allerdings Polyphenole, welche zwar einen hohen gesundheitlichen Nutzen haben, aber auch die Eisenresorption beeinträchtigen können. Achten Sie daher bei der Einnahme von Eisensupplementen auf einen Zeitabstand von zwei bis drei Stunden.

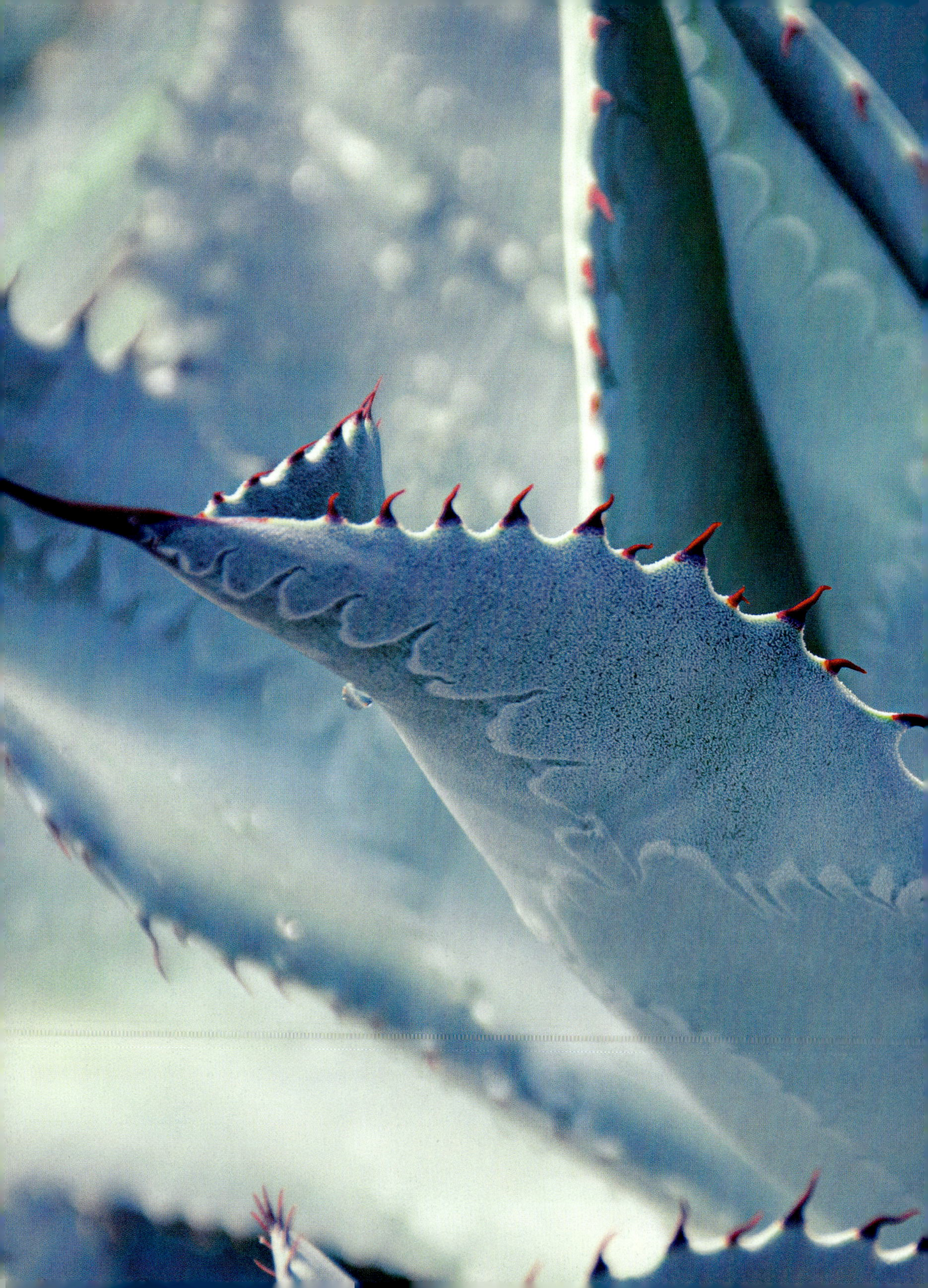

IMMUNSYSTEM

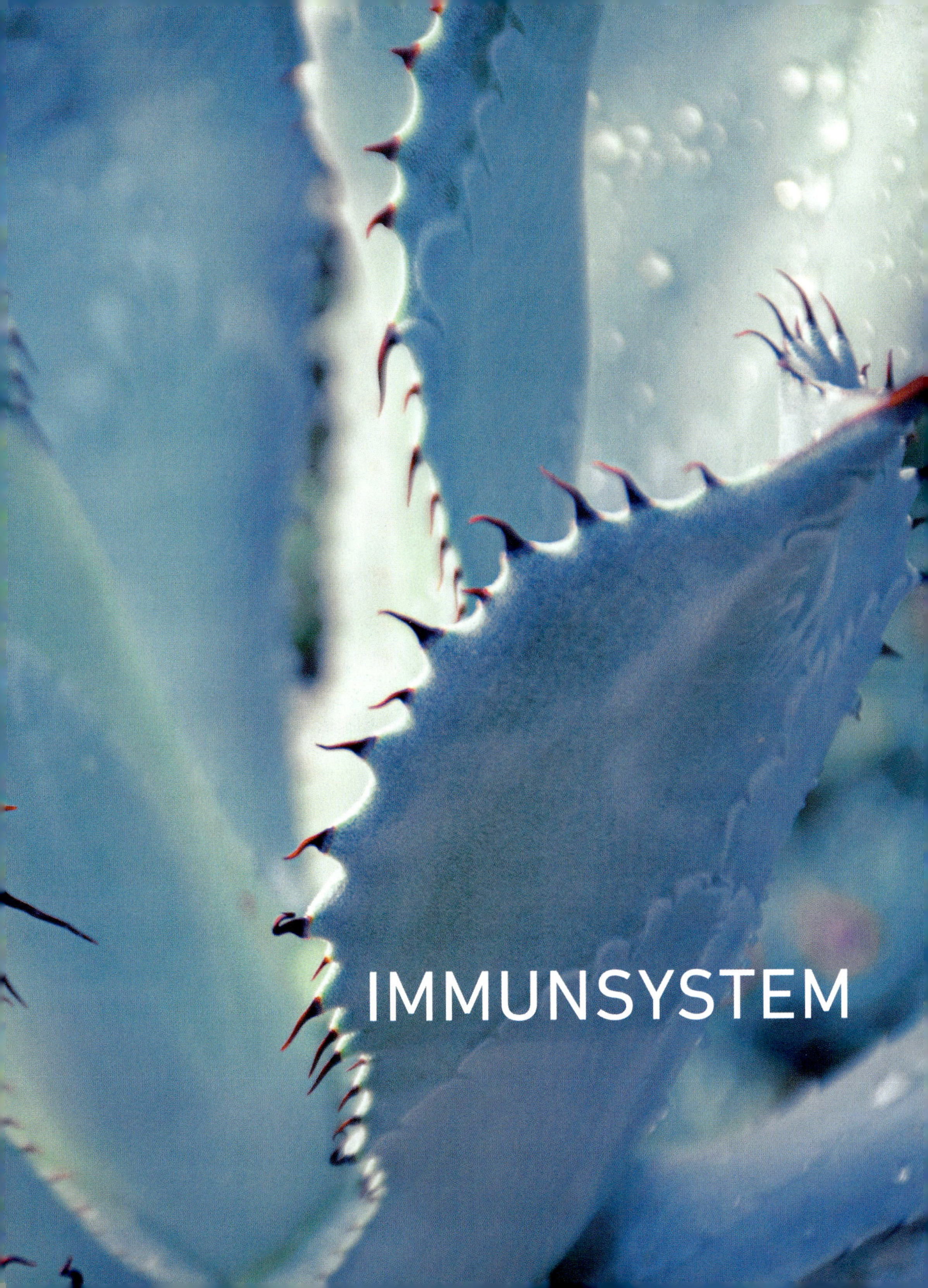

FIEBERBLASEN

HSV, Herpes-Simplex-Virus, Stress

Name: Manuela

Alter: 47

>> Die Geschichte

Schon seit meiner Jugend hatte ich mehrmals pro Jahr Fieberblasen, die sich meist im Mund- oder Lippenbereich bildeten. Einmal war sogar mein Augenbereich davon betroffen. Besonders in Stresssituationen und bei Erkältungen, egal ob es sich dabei um eine leichte oder starke Erkältungen handelte, machten sich die unschönen Bläschen bemerkbar. Aber auch im Sommer traten sie auf und zogen sich teilweise über die gesamte Ober- und Unterlippe. Mehrmals suchte ich deswegen meinen Hausarzt auf, der mir immer wieder Salben verschrieb. Das Problem konnte ich dadurch aber nicht lösen - meine Fieberblasen kehrten trotzdem immer wieder zurück. Wirkstoffe in Tablettenform wollten er mir aber nie verschrieben.

>> Der Weg

Ich bekam die Empfehlung die Mikronährstoffe Zink, um das Immunsystem zu unterstützen, sowie L-Lysin einzunehmen, um der ständigen Bildung meiner Fieberblasen entgegenzuwirken. Dabei geht es in der ersten Linie darum, das Fieberblasen verursachenden Herpes-Simplex-Virus (HSV) davon abzuhalten bei einem geschwächten Immunsystem aktiv zu werden. Besonders bei der Aminosäure L-Lysin ist die Studienlage vielversprechend. In mehreren Studien konnte der therapeutische Effekt von L-Lysin bei der Vermeidung und Behandlung von Fieberblasen bereits belegt werden. Als Ursache wird eine Wechselwirkung von L-Lysin mit der anderen Aminosäure L-Arginin angenommen, welche vom HSV für die Vermehrung benötigt wird. Eine hohe Einnahme an Lysin entzieht schlichtweg das für das Virus benötigte Arginin.

>> Der Erfolg

Wie schnell und erfolgreich mein Problem gelöst werden kann, hätte ich selbst nicht gedacht. Bereits kurze Zeit nach der Einnahme der zwei Mikronährstoffe litt ich kaum mehr unter Fieberblasen und auch heute treten sie bei mir höchstens einmal im Jahr, wenn nicht sogar seltener auf. Kein unangenehmes Kribbeln, kein Spannungsgefühl und vor allem keine unschöne Bläschenbildung mehr. Auch wenn ich weiß, dass es sich bei Fieberblasen um eine häufige Erscheinung des HSV handelt und sehr viele Menschen davon betroffen sind, bin ich froh, nicht weiter auf Salben und Co. angewiesen zu sein und meinen Körper und mein Immunsystem auf natürliche Weise unterstützt zu haben.

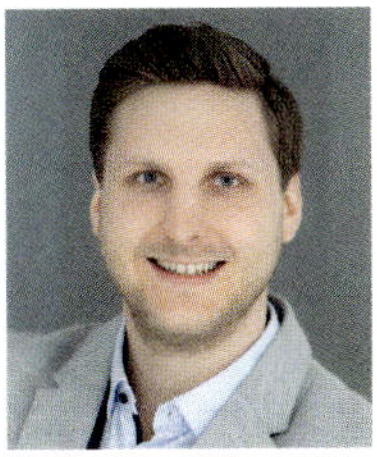

Severin Enengl, MSc.

Ernährungswissenschafter und Mitglied des Miracon-Science-Wissenschaftsteams

>> Die wissenschaftliche Einschätzung
von Severin Enengl

L-Lysin wird therapeutisch zur Vermeidung und Behandlung von Herpes-Simplexinfektionen eingesetzt und die Ursache für die Wirkung von L-Lysin dürfte eine reduzierte Aufnahme der Aminosäure L-Arginin sein. Da sich Arginin und Lysin bei der Resorption gegenseitig beeinträchtigen, entziehen hohe L-Lysingaben dem Virus das benötigte Arginin. Eine konsequente L-Lysinprophylaxe kann insgesamt die Zeitspannen zwischen dem Wiederauftreten von Herpes simplex labialis verlängern. Um das Abheilen bestehender, Fieberblasen zu beschleunigen, kann Zink zur Unterstützung der Wundheilungsprozesse oral oder topisch (als Salbe) angewendet werden. Zink ist ein wichtiger Cofaktor für die Neubildung von Gewebe, somit beim Schließen von Wunden und wird bei Wundheilungsprozessen vermehrt benötigt.

Handlungsempfehlungen

Mikronährstoffe	Produktempfehlungen
Zink	**DreiSalz® Zink 9 mg**
L-Lysin	**L-Lysin 500**
Vitamin D_3, Vitamin K_2 und Magnesium	**Marie IMMUN®**

Lifestylemodifikationen

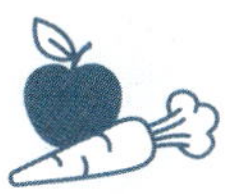

L-Arginin wird vom Herpes-Simplex-Virus benötigt um sich vermehren zu können, weshalb argininreiche Nahrungsmittel wie Schokolade und Nüsse bei Herpesinfektionen gemieden werden sollten.

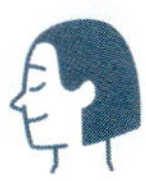

Stress ist einer der Hauptfaktoren, die es dem HSV ermöglichen auszubrechen und Fieberblasen entstehen zu lassen. Psychischer Stress und Angst können das Immunsystem ganz schön durcheinanderbringen und dieses schafft es dadurch zeitweise nicht mehr den HSV zurückzudrängen - Fieberblasen entstehen. Deswegen sind regelmäßige Entspannung und ausreichender Schlaf besonders wichtig. Das liegt an der engen Verbindung des Gehirns mit dem Darm, dem Sitz des Immunsystems, die besonders stark auf Stress, Anspannung und Sorgen reagiert.

MULTIPLE SKERLOSE

Autoimmunerkrankung

Name: Andrea

Alter: 47

>> Die Geschichte

1998 erhielt ich nach der Geburt meines 2. Kindes die vernichtende Diagnose Multiple Sklerose. Meine Nerven spielten verrückt. Ich hatte Koordinations- und Sprachstörungen und litt unter einer massiven Antriebslosigkeit und Erschöpfung. Ich versuchte mich schon zum damaligen Zeitpunkt naturmedizinisch zu behandeln, aber ohne Erfolg. Ich erlitt alle drei Monaten einen neuen Schub und musste letztendlich dauerhaft mit Cortison behandelt werden. 2009 erlitt ich einen besonders langen Schub, der mich quasi bis zum Hals lähmte – der Rollstuhl stand schon für mich bereit. Mein Zustand verschlimmerte sich zunehmend. Die Therapie mit Cortison schädigte meine Leber und Nieren, ich konnte keine Stufen mehr steigen und war in meinem Haus regelrecht gefangen.

>> Der Weg

Ich wollte meinen Zustand partout nicht akzeptieren und kämpfen, weswegen ich 2010 die Ausbildung zur Heilpraktikerin absolvierte, bei welcher ich auf GANZIMMUN und Biogena stieß. Ich nahm an einem Vortrag über Multiple Sklerose teil und fühlte mich unglaublich angesprochen. Darin wurde erklärt, dass es sich bei Multipler Sklerose zwar um eine unheilbare Erkrankung handelt, sich die Lebensqualität durch bestimmte Maßnahmen aber steigern lässt, darunter auch durch Mikronährstoffe - insbesondere Kupfer. Bis dato kannte ich Biogena zwar nicht, war aber sofort von der Philosophie der Reinsubstanzen begeistert und besorgte mir schon am nächsten Tag meine erste Dose Kupfercitrat energetisiert. Was danach geschah, hat mein Leben komplett verändert.

>> Der Erfolg

Von dem Moment an, als ich das erste Mal Kupfercitrat einnahm, war ich wieder agil – ich konnte es nicht fassen und war sowas von überrascht von der Wirkung von Mikronährstoffen. Den positiven Effekt meiner Einnahme von Kupfercitrat war sogar bei der Magnetresonanztomographie (MRT) sichtbar – meine Läsionen sind komplett zum Stillstand gekommen, es gibt auch keine weiteren mehr. Meine Begeisterung für die Welt der Mikronährstoffe war so stark, dass ich sogar seit drei Jahren selbst als Mikronährstoffexpertin in einer der Biogena Stores arbeite. Meine Geschichte beweist, dass man sein Schicksal nicht akzeptieren muss und so viel tun kann, um seine Lebensqualität zu steigern – allen voran positiv denken und das Gute in Allem sehen.

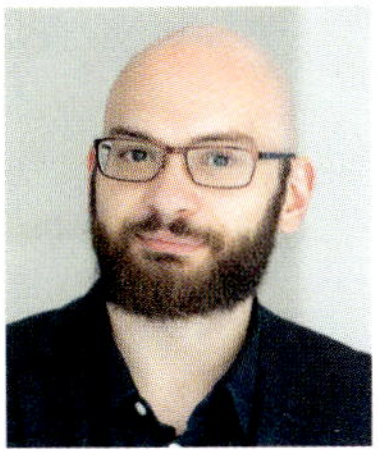

Dr. Michael Kohlberger

Humanbiologe und Mitglied des Miracon-Science-Wissenschafts-teams

>> Die wissenschaftliche Einschätzung
von Dr. Michael Kohlberger

Multiple Sklerose (MS) ist eine Autoimmunerkrankung, für die es noch keine Heilung gibt. Es sind aber mittlerweile Mikronährstoffe in den Fokus gerückt, die Anzeichen zeigen, den Verlauf abmildern zu können. Dazu zählen Niacin (Vitamin B_3), Zink und Kupfer. Bei MS-Patienten wurden erhöhte Eisenablagerungen im Hirn festgestellt und Zink ist der Gegenspieler von Eisen. Klinische Untersuchungen zeigen, dass die Zinkwerte während Perioden von Schüben dramatisch absanken. Es wurde auch beobachtet, dass ein Kupfermangel in Zusammenhang mit Schäden bei der Myelinisierung (Isolierschicht der Nervenzellen) steht. Zwar sind die Serumkonzentrationen vielfach normal, doch können Gewebekonzentrationen vermindert sein. Auch der Einsatz der vier Aminosäuren L-Alanin, L-Glutaminsäure, L-Lysin und L-Tyrosin (Arzneistoff: Glatirameracetat), um den Abbau der Myelinschicht einzudämmen, wirken vielversprechend.

Handlungsempfehlungen

Mikronährstoffe	Produktempfehlungen
Kupfer	**Kupfercitrat energetisiert**
Zink	**DreiSalz® Zink 9 mg**
L-Leucin, L-Glutamin, L-Lysin, L-Valin, L-Threonin, Taurin, L-Arginin, L-Isoleucin, L-Phenylalanin, L-Histidin, L-Cystein, L-Methionin und L-Tryptophan	**Aufbau Formula B-Map® 12**

Lifestylemodifikationen

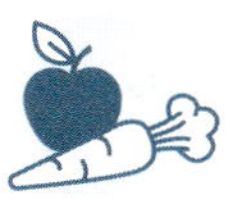

Eine „nicht-entzündungsfördernde" Ernährung ist bei Multipler Sklerose erstrebenswert. Das bedeutet tierische Fette sowie Zucker zu reduzieren, den Anteil von Fischeiweiß und ungesättigten Fettsäuren, wie z.B. Omega-3-Fettsäuren in der Ernährung zu erhöhen und histaminreiche Nahrungsmittel zu reduzieren.

Rauchen ist entzündungsfördernd und kann zu einer erhöhten Schubneigung führen. Zusätzlich ist das Rauchen von Zigaretten Studien zufolge, im Gegensatz zum Alkoholkonsum, mit dem Schweregrad der Multiplen Sklerose verbunden.

MIKRONÄHRSTOFFMÄNGEL

Epstein-Barr-Virus (EBV), Infektanfälligkeit, Immunschwäche

Name: Brigitta

Alter: 59

>> Die Geschichte

Mich ausgewogen zu ernähren und beim Kauf auf frische, saisonale und regionale Lebensmittel zu achten ist mir sehr wichtig. Aus diesem Grund steht eine ausgewogene Ernährung im Mittelpunkt meiner gesunden Lebensweise. Ich überprüfe ganz genau, wo ein Lebensmittel herkommt und ob es frei von jeglichen Zusatzstoffen ist. Trotz meiner gesunden Ernährungsweise fühlte ich mich dennoch zunehmend müde und schlapp. Außerdem litt ich immer wieder unter Infektionen und erkrankte sogar am Pfeifferschen Drüsenfieber. Für mich war es unverständlich, warum ich trotz meiner gesunden Ernährung dennoch unter einem geschwächten Immunsystem litt und wollte der Ursache genau auf den Grund gehen.

>> Der Weg

Ich beschloss Dr. Antoinette J. Föhr-Keller aufzusuchen und eine große Blutanalyse durchführen zu lassen. Vielleicht könnten so potenzielle Mikronährstoffmängel aufgedeckt werden und sich die Ursache meiner Infektanfälligkeit erklären lassen. Mir war bewusst, dass es sich bei dieser Art der Analyse um eine Privatleistung handelt, die von der Krankenkasse meist nicht übernommen wird und aus der eigenen Tasche bezahlt werden muss. Für mich stand aber meine Gesundheit im Mittelpunkt, weswegen ich diese Privatleistung gerne in Anspruch nahm.

>> Der Erfolg

Die Blutanalyse ergab ganz klar eine suboptimale Versorgung so mancher Vitamine und Mineralstoffe – und das obwohl ich mich gesund ernährte. Es folgte eine gezielte Supplementierung der fehlenden Mikronährstoffe durch Dr. Föhr-Keller, um die Mängel schnell auszugleichen. Binnen 2-3 Wochen trat eine merkliche Verbesserung ein – es ging mir viel besser und ich hatte plötzlich auch deutlich mehr Energie als zuvor. Den Alltag bewältigte ich fortan mit viel mehr Power und Elan. Ich habe schnell gesehen wie wenig man investieren muss, um gleichzeitig seine Lebensqualität zu steigern und wie wichtig eine optimale Mikronährstoffversorgung ist – ich würde es jederzeit wieder tun.

>> Die medizinische Einschätzung

von Dr. Antoinette J. Föhr-Keller

Durch eine gezielte Blutanalyse kann man den Mikronährstoffstatus eines Menschen ermitteln. Warum es trotz ausgewogener Ernährung zu Mikronährstoffdefiziten kommt, kann verschieden Gründe haben. Ein erhöhter

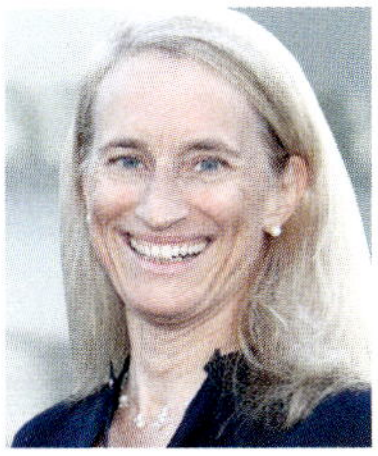

Dr. Antoinette J. Föhr-Keller

Fachärztin für Allgemeinmedizin, Präventivmedizin und Orthomolekulare Medizin

Bedarf durch bestimmte Lebensumstände, verringerte Nährwerte in Lebensmitteln aus Produktionsgründen und unterschiedliche Physiologien der Menschen können zu einer verminderten Aufnahme und Verarbeitung der zugeführten Mikronährstoffe führen. Deshalb ist eine Mikronährstoffanalyse bei dauerhaftem Unwohlsein eine für mich „zwingende" Investition, um einen klaren Status quo zu erhalten. Als Präventivmedizinerin rate ich jedoch jedem dies schon viel früher zu tun, bevor Sie körperliche oder psychische Beschwerden haben. Symptome wie Abgeschlagenheit, Konzentrationsstörungen, geschwächtes Immunsystem, Schlafstörungen, Hormonungleichgewichte, Muskelkrämpfe u.a. können durch eine frühzeitig individuelle Mikronährstofftherapie verhindert werden.

Handlungsempfehlungen

Check Ups	(Weitere Infos unter https://biogenadiagnostics.com)
Blutanalyse: Premium-Mikronährstoff-Check	

Mikronährstoffe	Produktempfehlungen
Alle Vitamine des B-Komplexes, Vitamin C, Vitamin E, Vitamin K_2, Vitamin D_3, Kalium, Magnesium, Zink, Eisen, Mangan, Kupfer, Jod, Selen, Molybdän, Chrom, Pinienrinden-Extrakt, Phytogena®-Komplex, Carotinogena®-Komplex, Coenzym Q10, trans-Resveratrol und Quercetin	Biogena Diamonds®
Vitamin D_3	Vitamin D_3 Tropfen
Zink	DreiSalz® Zink 9 mg
4 verschiedenen Eisenverbindungen und Vitamin C	QuattroFerrin® 21
Amla-Extrakt, Holunderbeeren-Extrakt und Vogelbeeren-Extrakt	Vitamin C Naturtrilogie®
Pyridoxal-5-Phosphat (P5P)	Vitamin B_6 aktiviert P5P

Lifestylemodifikationen

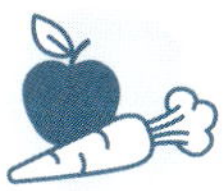

Eine ausgewogene und abwechslungsreiche Ernährung ist erstrebenswert, wobei die sogenannte Nährstoffdichte im Vordergrund steht. Obst, Gemüse, Hülsenfrüchte, Kartoffel und Vollkornprodukte haben die höchste Nährstoffdichte.

SYSTEMISCHE MASTOZYTOSE UND SYSTEMISCHER LUPUS ERYTHEMATODES

Autoimmunerkrankung

Vorname: Ursula

Alter: 52

>> Die Geschichte

Durch einen Unfall verlor ich meinen unteren Backenzahn, welcher durch ein Implantat ersetzt wurde, das aber bei mir zu ständigen Schmerzen führte. Darauf folgten extreme Schmerzen in den Gelenken, welche mich innerhalb von fünf Wochen an einen Rollstuhl fesselten und ich im Krankenhaus behandelt werden musste. Bei der Entfernung des Implantats zeigte sich eine starke Infektion, die nach einer Therapie zu einer Verbesserung führte. Doch kurze Zeit später kamen die Schmerzen wieder und mit ihr die Schockdiagnose Systemischer Lupus Erythematodes. Trotz Medikamenten fiel ich danach mehrfach in Ohnmacht, doch erst nach einer Rückenmarkspunktion bestätigte sich der Verdacht einer zusätzlichen Systemischen Mastozytose und später dann noch einer Fibromyalgie.

>> Der Weg

Diese ganze Situation mit all den Schmerzen und Krankenhausaufenthalten nahm mir trotz Reha jegliche Kraft und Lebenswillen – so sehr, dass ich meinem Leben ein Ende setzen wollte. Ich wollte keine Medikamente mehr einnehmen, die hohen Mengen an Cortison raubten mir den Schlaf und führten zu einem Aufenthalt in einer psychiatrischen Klinik. Ich setzte mit Unterstützung meiner behandelnden Ärztin sämtliche Medikamente ab. Anschließend begab ich mich bei Dr. Antoinette J. Föhr-Keller in Behandlung, welche mitunter mein Blut und meinen Urin untersuchte. Die niedrigen Werte, die sich bei mir zeigten, überraschten sogar Dr. Föhr-Keller selbst – wir starteten sofort mit einer Mikronährstofftherapie.

>> Der Erfolg

Die Gabe der verschiedenen Mikronährstoffe und Pflanzenextrakte verbesserten nicht nur meinen Gesundheitszustand, sie haben mir im wahrsten Sinne des Wortes das Leben gerettet. Binnen weniger Wochen trat eine starke Verbesserung meiner Situation ein, die Schmerzen reduzierten sich und ich schaffte es wieder aus dem Rollstuhl – was für ein unglaublicher Erfolg. Meine Geschichte soll anderen Menschen Mut machen und zeigen, dass man nicht aufgeben soll, egal wie schlimm einem die eigene Situation vorkommen mag. Ich möchte meinen Weg weitergehen und mir neue Ziele setzen und zwar weiterhin mit Unterstützung durch Mikronährstoffe – ohne die wäre ich nämlich heute nicht mehr da.

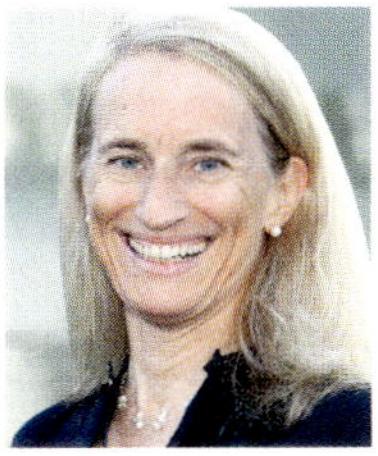

Dr. Antoinette J. Föhr-Keller

Fachärztin für Allgemeinmedizin, Präventivmedizin und Orthomolekulare Medizin

>> Die medizinische Einschätzung
von Dr. Antoinette J. Föhr-Keller

Seit 18 Jahren bin ich in eigener Praxis für Prävention und Gesundheit tätig. Die Erfahrung zeigt, dass es nie zu spät ist, um etwas zu unternehmen, um seine Krankheit in Richtung Gesundheit zu optimieren. Eine ausführliche Anamnese (Gespräch mit dem Patienten) sowie eine umfassende Urin- und Blutanalyse helfen mir als Ärztin, dem Patienten eine gezielte Mikronährstofftherapie zu verschreiben. Die Mitberücksichtigung der Medikation des Patienten ist ebenfalls dringen notwendig. Nur so kann eine gezielte, individuelle Mikronährstofftherapie begonnen werden.

Handlungsempfehlungen

Check Ups (Weitere Infos unter https://biogenadiagnostics.com)
Blutanalyse: Premium-Mikronährstoff-Check
Blutverlaufskontrolle 3-6 Monate nach Beginn der Therapie, um festzustellen, ob die Dosierungen passend ist oder angepasst (i.d.R. erhöht) werden muss.

Mikronährstoffe	Produktempfehlungen
Alle Vitamine des B-Komplexes, Vitamin C, Vitamin E, Vitamin K_2, Vitamin D_3, Kalium, Magnesium, Zink, Eisen, Mangan, Kupfer, Jod, Selen, Molybdän, Chrom, Pinienrinden-Extrakt, Phytogena®-Komplex, Carotinogena®-Komplex, Coenzym Q10, trans-Resveratrol und Quercetin	**Biogena Diamonds®**
Vitamin D_3, K_2, Lutein und Leinöl	**Vitamin D_3 & K_2**
Zink	**Zinkpicolinat 15**
Selen	**Selenit 200**
Amla-Extrakt, Holunderbeeren-Extrakt und Vogelbeeren-Extrakt	**Vitamin C Naturtrilogie®**
Pyridoxal-5-Phosphat (P5P)	**Vitamin B_6 aktiviert P5P**

ALLGEMEINE IMMUNSCHWÄCHE

Name: Ingried

Alter: 58

>> Die Geschichte

Mein Immunsystem war eigentlich immer schon sehr schwach, ich ließ keinen Infekt aus. Dabei waren es vor allem Temperaturwechsel und das Fahren mit der U-Bahn in der Erkältungszeit, die für meinen Körper eine förmliche Herausforderung darstellten. Daneben gehörten auch verschiedene starke Allergien zu meinem Leben und erschwerten mir meinen Alltag. Vor allem der Saisonstart der Pollenallergie war für meinen Körper eine starke Belastung. Die nach wie vor bestehende Corona-Pandemie hat meine Psyche zusätzlich belastet. Ich hatte Angst aufgrund meines geringen Körpergewichts und meines schwachen Immunsystems zu erkranken. All das brachte mich dazu meinen Körper gezielt mit Mikronährstoffen unterstützen zu wollen.

>> Der Weg

Ich wusste, dass eine ungesunde Ernährung nicht der Grund für mein schwaches Immunsystem sein konnte, ernährte ich mich doch gesund und ausgewogen. Mir war immer wichtig zu wissen, woher meine Lebensmittel kommen und welche besonders nährstoffreich und wertvoll für meinen Körper sind. Ich wusste aber, dass das für das Immunsystem besonders wichtige Vitamin D_3 nur schwer über die Ernährung aufzunehmen ist, weswegen ich begann dieses sogenannte Sonnenvitamin in Tropfenform von Biogena einzunehmen. Ansonsten wählte ich noch die Immunklassiker Vitamin C und Magnesium aus, die meine Abwehrkräfte stärken und meinen Körper in diesen besonderen Zeiten bestmöglich unterstützen sollten.

>> Der Erfolg

Seit der Einnahme der verschiedenen Mikronährstoffe ist mein Immunsystem merklich stärker. Ich bin nicht nur viel weniger oft krank, ich fühle mich auch insgesamt viel wohler in meinem Körper. Eine Verbesserung konnte ich auch im Bezug auf meine Allergien feststellen. Die Allergiezeit, welche mir immer viel an Lebensqualität kostete, konnte ich bisher ohne gröbere Beschwerden gut überstehen – ich bin begeistert. Ich spüre förmlich, dass diese drei Mikronährstoffe meinem Körper gefehlt haben, um optimal funktionieren zu können. Ich möchte weiterhin regelmäßige Blutanalyse machen lassen, um eine optimale Versorgung mit allen wichtigen Mikronährstoffen und vor allem Vitamin D_3 zu gewährleisten.

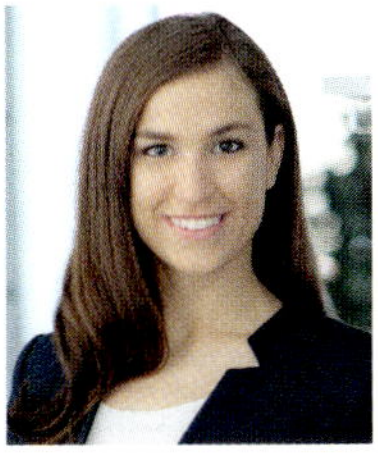

Mag. pharm. Ines Schachenhofer

Pharmazeutin und Mitglied des Miracon-Science-Wissenschaftsteams

>> Die wissenschaftliche Einschätzung
von Mag. Ines Schachenhofer

Einige Studien kamen zu dem Ergebnis, dass bestimmte Vitamine, insbesondere Vitamin D, Einfluss auf das Immunsystem haben und vor Allergien schützen können. Verspürt man allgemein eine gewisse Anfälligkeit für Infekte und Allergien, sollte man seinen Mikronährstoffstatuts checken lassen und sich ausreichend mit das Immunsystem unterstützenden Mikronährstoffen wie Vitamin C und Vitamin D versorgen.

Handlungsempfehlungen

Check Ups	(Weitere Infos unter https://biogenadiagnostics.com)
Blutanalyse: Premium-Mikronährstoff-Check	

Mikronährstoffe	Produktempfehlungen
Vitamin D_3, Vitamin K_2 und Magnesium	**Marie IMMUN®**
Vitamin C	**Vitamin C 750 C-L-A**
Magnesium	**Vierblatt® Magnesium liquid**

Lifestylemodifikationen

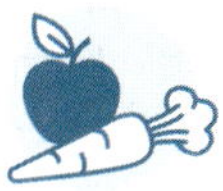

Die in einer Vielzahl an Lebensmitteln enthaltenen Nährstoffe wie Vitamin C, Zink und Selen stellen wichtige Komponenten bei der Unterstützung unserer Immunabwehr dar. Achten Sie daher auf einen abwechslungsreichen und allen voran bunten Speiseplan mit frischem, vitalstoffreichem Obst.

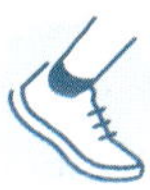

In Studien herrscht weitgehend Einigkeit darüber, dass regelmäßiges Training wie Gehen, Laufen oder Radfahren mittlerer Intensität für die Immunfunktion vorteilhaft ist, dem Körper beim Umgang mit Krankheitserregern hilft und somit das Risiko für Infektionen vermindern kann.

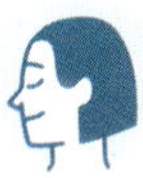

Vieles deutet darauf hin, dass psychischer Stress und auch Angst unser Immunsystem ganz schön durcheinanderbringen können. Sorgen Sie für Entspannung und gönnen Sie sich täglich Ihre Portion Ruhe. Wie wäre es mit einer täglichen Meditation oder Yoga? Damit tun Sie nicht nur Ihrem Geist etwas Gutes, sondern unterstützen damit Ihr Immunsystem. Zu den wichtigsten Empfehlungen zählt aber: Achten Sie auf ausreichend Schlaf.

HPV-INFEKTION

PAP III, Immunschwäche

Name: Aurelia

Alter: 29

>> Die Geschichte

Als mich meine Gynäkologin bei der alljährlichen Kontrolluntersuchung nach dem PAP-Abstrich zur Früherkennung von Gebärmutterhalskrebs mit dem Befund PAP III konfrontierte, war ich überrascht und gleichzeitig verunsichert. Sie legte mir nahe eine Zweitmeinung einzuholen und mich aufgrund der verdächtigen Zellveränderungen so schnell als möglich einer Operation zu unterziehen. Ich wollte einen operativen Eingriff verhindern und suchte nach anderen Möglichkeiten mich zu behandeln. Als gelernte Krankenschwester und ausgebildete Aromatherapeutin wollte ich meinen Körper so gut wie möglich unterstützen und begann mich mit dem Thema Humane Papillomaviren (HPV) und vor allem der Wirkung unterschiedlicher Mikronährstoffe auf diese verbreiteten Viren zu beschäftigen.

>> Der Weg

Im Zuge meiner eigenen Recherche stieß ich in diesem Zusammenhang auf spannende Erkenntnisse über die Auswirkung von Beta-Glucanen auf die immunologische Leistungsfähigkeit des Organismus u.a. gegen Viren und auch HPV-Infektionen. Mehrere Studien untersuchten die Aktivität von Beta-Glucanen bei der Prävention und Behandlung von Gebärmutterhalskrebs – mit sehr vielversprechenden Ergebnissen. Auch über den potenziellen Zusammenhang zwischen einem Vitamin-D-Mangel und Infektionen mit HPV und Gebärmutterhalskrebs wird in der Wissenschaft diskutiert. Ich begann die Betaglucan Formula von Biogena einzunehmen und ließ mir auch Vaginalzäpfchen mit Vitamin D verschreiben.

>> Der Erfolg

Ich nahm die Betaglucan Formula sowie die mir verschriebenen Vaginalzäpfchen für etwa 6–9 Monate ein und suchte nach drei Monaten erneut meine Frauenärztin auf. Das Ergebnis des erneuten PAP-Abstriches überraschte nicht nur sie, sondern stimmte mich zuversichtlich: Mein Befund erbrachte keinen kontrollbedürftigen, auffälligen Befund mehr – ich musste nicht operiert werden. Ich hatte mit meiner Therapie aus unterschiedlichen Pflanzenwirkstoffen und Vitamin D offenbar den richtigen Weg gewählt, um die Auswirkungen meiner HPV-Infektion zu behandeln. Meine Gynäkologin hat mich von Anfang bestärkt alles zu versuchen, was sich für mich stimmig anfühlt. Seither hat kein weiterer PAP-Abstrich bei meinen alljährlichen Kontrolluntersuchungen einen auffälligen Befund ergeben.

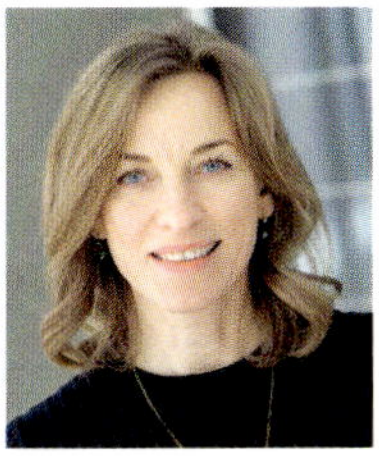

Kristiina Singer, MSc.

Klinische Ernährungsmedizinerin und Mitglied es Miracon-Science-Wissenschaftsteam

>> Die wissenschaftliche Einschätzung
von Kristiina Singer

Man kann davon ausgehen, dass jeder sexuell aktive Mensch sich irgendwann mit dem Humanen Papilloma Virus (HPV) infiziert. Man geht von 100 verschiedenen HPV-Stämmen aus, von denen 30 das Risiko für cervikale Zellveränderungen erhöhen. In Studien zeigt sich Beta-Glucan als wirksame Unterstützung für Frauen mit HPV-bedingter Gebärmutterhalskrebserkrankung, mit einer 15 – 20%igen Erhöhung der Rückbildungsraten nach 12 Monaten. Auch Vitamin D wirkt vielversprechend. Eine Studie aus dem Jahr 2011, in der die Wirkung einer Langzeitsupplementierung von Vitamin D auf die Rückbildung der zervikalen Dysplasie untersucht wurde, zeigte eine 30 % höhere Rückbildung, weil es eine hilfreiche Unterstützung für die Funktion des Immunsystems bei Frauen mit zervikaler Dysplasie sein kann.

Handlungsempfehlungen

Check Ups (Weitere Infos unter https://biogenadiagnostics.com)
PAP-Test
Blutanalyse: Premium-Mikronährstoff-Check

Mikronährstoffe	Produktempfehlungen
Beta-Glucan, Vitamin C und Zink	**Betaglucan Formula**
Vitamin D_3 und Magnesium	**Vitamin D_3 15.000**

Lifestylemodifikationen

Rauchen gilt als Cofaktor für die Entstehung von Gebärmutterhalskrebs. Besonders bei erhöhten PAP-Werten sollte man den Griff zur Zigarette vermeiden, bzw. am besten ganz mit dem Rauchen aufhören.

INFEKTANFÄLLIGKEIT

Dysbiose, Kindergesundheit, Immunschwäche

Name: Claudia

Alter: 39
(Tochter 5 Jahre)

>> Die Geschichte

Meine 5-jährige Tochter hatte seit jeher ein schwaches Immunsystem, zumindest seit ich denken kann. Vor allem in der kalten Jahreszeit war sie ununterbrochen verkühlt oder stark verschnupft. Der Umgang mit vielen anderen Kindern im Kindergarten hat natürlich auch nicht geholfen. Ich machte mir als Mutter große Sorgen um meine Tochter und wusste auch nicht, wie es weitergehen sollte. Zum Jahreswechsel 2019/2020 erkältete sie sich wieder stark, aber diesmal kam ein auffälliger roter Ausschlag dazu, der auch sehr juckte. Spätestens zu diesem Zeitpunkt wusste ich, dass etwas nicht in Ordnung war und wir suchten umgehend Dr. Rainer Didier auf.

>> Der Weg

Dr. Didier vermutete einen Dysbiose, also ein Ungleichgewicht der Darmflora und veranlasste eine Stuhlprobe. Seine Vermutung bestätigte sich: Es zeigte sich, dass im Darm meiner Tochter das Gleichgewicht der Darmbakterien zugunsten der „schlechten" verschoben war und die Stuhlprobe zu wenig der „guten" Darmbakterien aufwies. Die Gabe von Probiotika, also Laktobazillen und Bifidobakterien sollte helfen, das Ungleichgewicht wieder auszugleichen. Er empfahl Junior Omni Lactis® 6, welches meine Tochter in der Akutphase drei Monate lang jeden Tag mit einem Löffel zum Essen einnahm, meist in Joghurt eingerührt.

>> Der Erfolg

Bereits nach kurzer Anwendungsdauer verschwand der Ausschlag meiner Tochter und nach drei Monaten war ihr Immunsystem merklich gestärkt. Das zeigte sich dadurch, dass sie viel weniger oft verkühlt war. Die Erfolgsgeschichte meiner Tochter zeigt ganz klar den Zusammenhang zwischen einer balancierten Darmflora und einem starken Immunsystem. Heute nimmt sie Junior Omni Lactis® 6 kombiniert mit dem Eisenpräparat MoFerrin® liquid Herbal Elixier nur mehr bei Erkältungserscheinungen ein – und diese Kombination zeigt sofort Wirkung. Wenn ich als Mutter auf die Krankheitsgeschichte meiner Tochter zurückblicke, kann ich heute mit Stolz sagen, dass sie viel gesünder ist und auch ihre Lebensqualität enorm gestiegen ist.

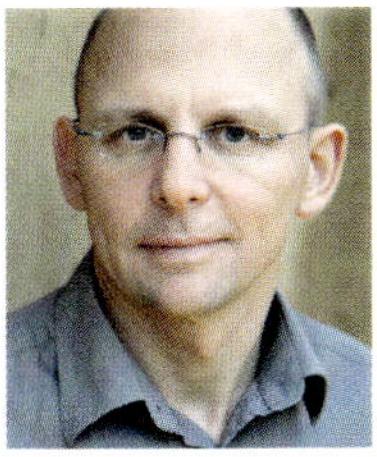

Dr. Rainer Didier

Facharzt für Allgemeinmedizin und Ganzheitliche Medizin

>> Die medizinische Einschätzung
von Dr. Rainer Didier

Wussten Sie, dass sich 70 % aller Immunzellen im Dünn- und Dickdarm befinden und knapp 80 % aller Abwehrreaktionen im Darm ablaufen? Damit bietet unsere Darmflora ein regelrechtes Schutzschild gegen krankmachende Keime von außen – vorausgesetzt die verschiedenen Darmbakterien befinden sich in Balance. Wenn es zu einem unausgeglichenen Verhältnis von „schlechten" und „guten Bakterien" kommt und eine sogenannten Dysbiose entsteht, kann diese negative Auswirkungen auf den ganzen Körper haben und auch unser Immunsystem schwächen. Aus diesem Grund ist es immer sinnvoll bei einem schwachen Immunsystem den Stuhl zu analysieren und die Darmflora gegebenenfalls mit hochwertigen Probiotika in Form von Laktobazillen und Bifidobakterien wieder aufzubauen.

Handlungsempfehlungen

Check Ups	(Weitere Infos unter https://biogenadiagnostics.com)
Stuhlanalyse: Premium-Darm-Mikrobiom-Check	

Mikronährstoffe	Produktempfehlungen
Laktobazillen, Bifidobakterien und Oligofructose	**Junior Omni Lactis® 6**
Pflanzliches Eisen	**MoFerrin® liquid Herbal Elixier**

Lifestylemodifikationen

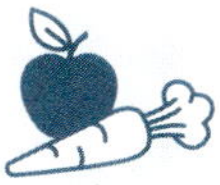

Eine ausgewogene Ernährung in Form von frischem, vitalstoffreichen Obst und Gemüse aus der Region ist für ein gutes Immunsystem essenziell. Dabei sind es vor allem die in einer Vielzahl an Lebensmitteln enthaltenen Nährstoffe wie Vitamin C, Zink, und Selen, die unsere Immunabwehr unterstützen.

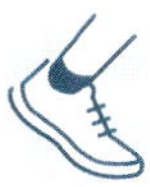

Regelmäßige Bewegung in Form von Gehen, Laufen oder Radfahren mittlerer Intensität ist Studien zufolge vorteilhaft für die Immunfunktion, hilft dem Körper beim Umgang mit Krankheitserregern und kann daher das Risiko für Infektionen vermindern. Gleichzeitig unterstützt regelmäßige Bewegung die Verdauung und steigert das persönliche Wohlbefinden.

KOLLAGENE KOLITIS

Hashimoto-Thyreoiditis, Müdigkeit, Schlafstörungen, Autoimmunerkrankung

Name: Jeanette

Alter: 68 Jahre

>> Die Geschichte

Seit meinem 55. Lebensjahr begleitet mich eine Kollagene Kolitis mit immer wiederkehrenden, schmerzhaften Durchfällen. In der Vergangenheit verschwanden diese aber nach einem gewissen Zeitraum wieder, doch im Herbst 2020 kam alles anders. Heftiger, nicht endend wollender Durchfall mit Schlafstörungen und starker Müdigkeit. Dadurch plagten mich regelrechte Müdigkeitsattacken, welche meine Lebensqualität zusätzlich verminderten und meinen Alltag enorm beeinträchtigten – an manchen Tagen fiel mir vor lauter Müdigkeit sogar das Sprechen schwer. Zusätzlich stahl mir meine Autoimmunerkrankung (Hashimoto-Thyreoiditis) jede Lebensfreude und raubte meinem Körper Kraft. Ich wurde immer apathischer, war kaum belastbar und wusste: So kann es nicht weitergehen.

>> Der Weg

Meine Wahl fiel auf Dr. Andrea Brabetz-Höfliger, eine Fachärztin der Orthomolekulare Medizin, welche sich auch mit Darmerkrankungen und Hashimoto-Thyreoiditis befasst. Nach der ersten Anamnese ordnete Dr. Brabetz-Höfliger eine spezielle Untersuchung des Darms und des Bluts an, sowie einen Stoffwechseltest, deren Auswertungen allesamt in Deutschland analysiert wurden. Das Ergebnis: eine chronische Entzündung der Darmschleimhaut und viele niedrige Werte an verschiedenen Blutparametern, welche in Zusammenhang mit meiner starken Müdigkeit standen. Anhand dieser Ergebnisse erfolgte eine angepasste orthomolekulare Therapieempfehlung von Dr. Brabetz-Höfliger inklusive Mitochondrientherapie und Nebennieren-infusionen.

>> Der Erfolg

Bereits nach einem Monat konnte ich eine merkliche Verbesserung meines Gesundheitszustandes feststellen. Der Durchfall verschwand, die Schlafstörungen verringerten sich und dadurch verschwand auch die starke Müdigkeit. Diese Verbesserungen waren bereits nach kurzer Zeit optisch sichtbar – meine Gesichtsfarbe wechselte von einem fahlen Ton zu einem rosigen Teint. Diese Veränderung tat meiner Psyche gut. Zusätzlich bemerkte ich, dass sich auch meine Stressresistenz deutlich steigerte und meine Lebensfreude wiederkam. Ich bin nicht nur der festen Überzeugung, dass die Gesundheit vom Darm abhängt und wir alles tun müssen, um dieses wichtige Organ zu unterstützen, sondern auch, dass vor allem Menschen mit Autoimmunerkrankungen enorm von der Orthomolekularen Medizin profitieren.

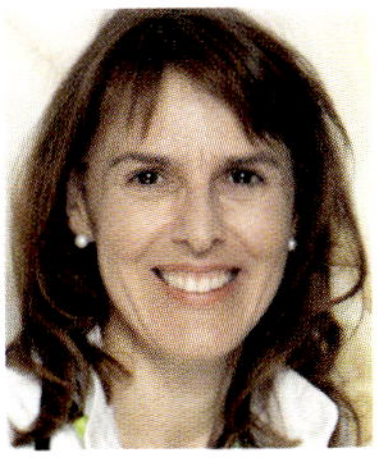

Dr. Andrea Brabetz-Höfliger

Fachärztin für Innere Medizin und Orthomolekulare Medizin

>> Die medizinische Einschätzung
von Dr. Andrea Brabetz-Höfliger

Bei einer Kollagenen Kolitis und anderen chronisch-entzündlichen Erkrankungen des Gastrointestinaltraktes sollte auf eine adäquate Zufuhr von Mikronährstoffen geachtet werden, um einem Defizit mit entsprechender Symptomatik entgegenzuwirken. Bei der Autoimmunerkrankung Hashimoto-Thyreoiditis spielt die gezielte Zufuhr von Mikronährstoffen ebenfalls eine wesentliche Rolle. Als Fachärztin der Orthomolekularen Medizin setzte ich meinen Schwerpunkt bei meiner Patientin auf die Untersuchung des Darms und veranlasste zusätzlich einen Stoffwechseltest. Die niedrigen Werte der verschiedenen untersuchten Blutparameter überraschten mich bei der starken Müdigkeit meiner Patientin nicht. Eine gezielte Supplementierung, sowie eine Nebenniereninfusion und Mitochondrientherapie waren bei meiner Patientin die erste Wahl, um einen Erfolg in ihrer Genesung zu erreichen.

Handlungsempfehlungen

Check Ups (Weitere Infos unter https://biogenadiagnostics.com)
Stuhlanalyse: Premium-Darm-Mikrobiom-Check
Blutanalyse: großes Blutbild, Premium-Mikronährstoff-Check

Mikronährstoffe	Produktempfehlungen
Ubiquinol und Vitamin C	**Coenzym Q10 active Gold**
Fischöl-Konzentrat, Leinöl und Vitamin E	**Omega 3 Duo**
L-Glutamin, Zink, Kupfer, Mangan, Selen, Vitamin C, Pantothensäure, Vitamin B_6, Vitamin D_3, Beta-Carotin, Kamillen-Extrakt, Grüner-Tee-Extrakt und Traubenkern-Extrakt	**Mucosa Formula®**
Vitamin B_{12} & Folsäure	**B_{12} Folsäure**
Lacto- und Bifidobakterien und Inulin	**Omni Lactis® 20**
L-Tyrosin	**L-Tyrosin 400**
Vitamin D_3	**Vitamin D_3 Tropfen**
Zeolith	**Zeolith ultrafein**

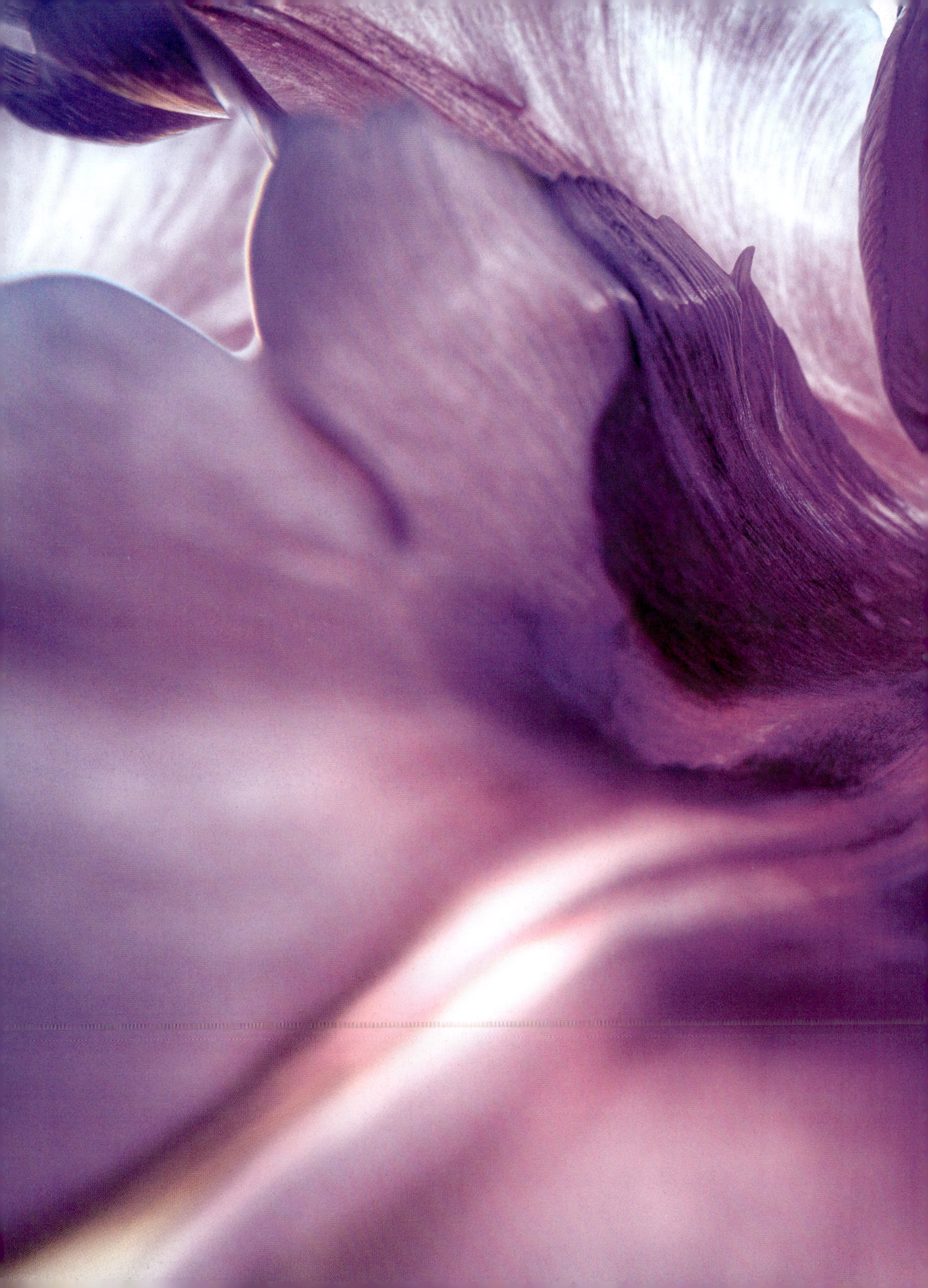

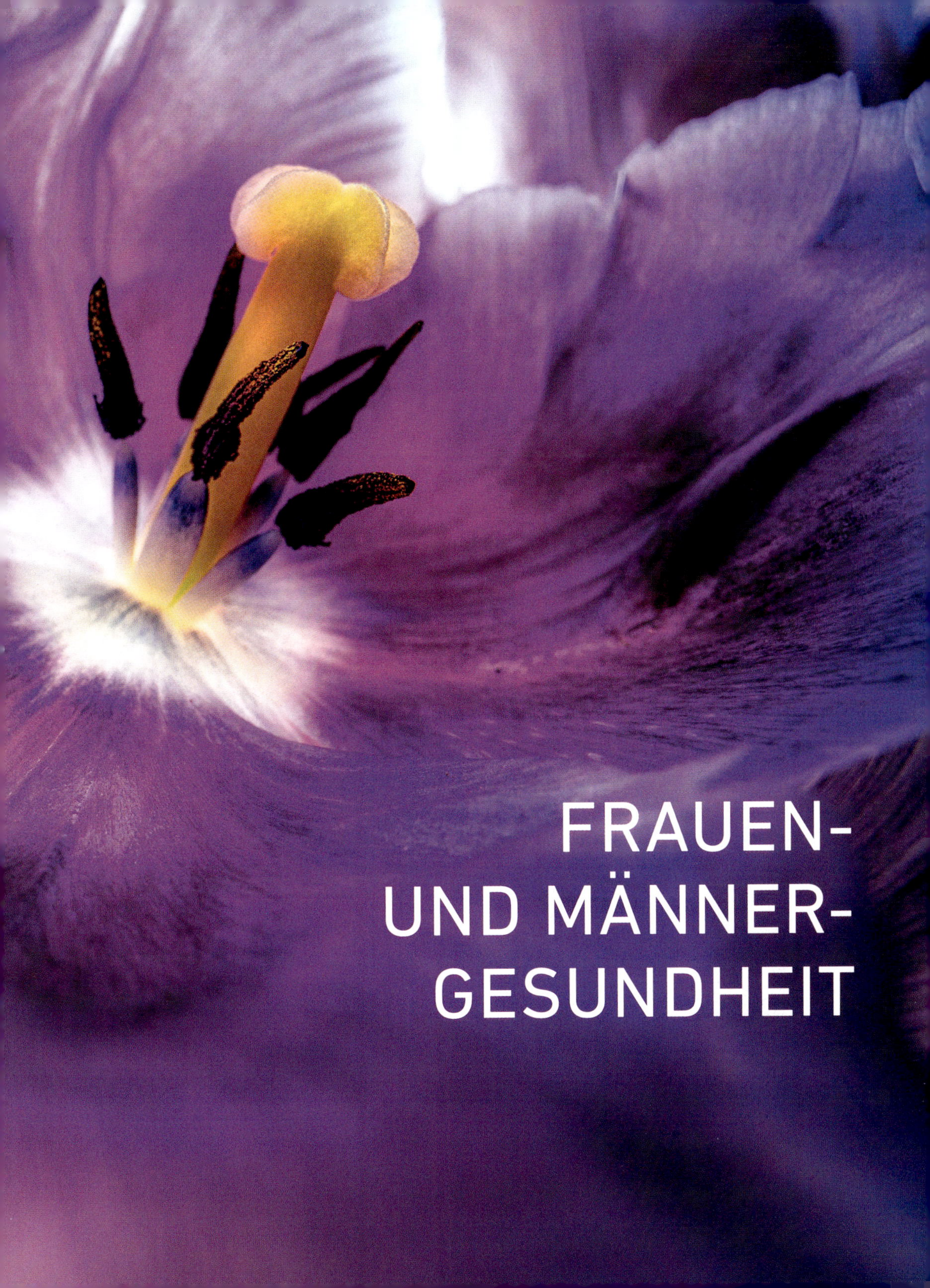

FRAUEN- UND MÄNNER-GESUNDHEIT

FERTILITÄTSSTÖRUNGEN

Kinderwunsch, Fruchtbarkeit

Name:
Emilian & Elisabeth

Alter: 42 & 37

>> Die Geschichte

Ich gebe es zu, als Fernfahrer und starker Raucher gehörten Energy- und koffeinhaltige Softdrinks einfach zu meinem Alltag. Dass sich dieses Verhalten auch auf meine Samenqualität auswirkt wurde mir erst bewusst, als meine Frau zwei Jahre lang vergebens versuchte schwanger zu werden. Wir wollten auf natürlichem Wege schwanger werden und der Ursache auf den Grund gehen. Deswegen suchten wir die Wunschkindordination von Dr. Alexander Just auf.

>> Der Weg

Es hat sich schnell gezeigt, dass mein ungesundes Verhalten nicht nur auf meinen ganzen Körper, sondern auch auf meine Samenqualität einen negativen Einfluss hatte. Zusätzlich wurde bei meiner Frau festgestellt, dass zwar die Eizellenqualität in Ordnung war, aber ein Problem bei der Einnistung bestand. Auf Anraten von Dr. Just hörte ich mit dem Rauchen auf und reduzierte meinen Konsum an aufputschenden Getränken. Mit Erfolg: Die Qualität meiner Samen besserte sich deutlich nach bereits drei Monaten. Anschließend verschrieb uns Dr. Just noch verschiedene Mikronährstoffe und Pflanzenextrakte, welche die Fertilität von mir und meiner Frau steigern sollten.

>> Der Erfolg

Der Erfolg lässt sich schnell in Worte fassen: Meine Frau wurde bereits nach kurzer Behandlungsdauer schwanger. Nach drei vergeblichen Versuchen der künstlichen Befruchtung war es neben Dr. Justs Empfehlungen es uns gut gehen zu lassen, der „Fruchtbarkeitsboost" aus verschiedenen Mikronährstoffen und Pflanzenextrakten, welcher uns beim 4. Versuch eineiige Zwillinge bescherte. Darüber hinaus fühlen wir uns beide im Allgemeinen leistungsfähiger – eine Tatsache, die uns bei Zwillingen definitiv zugutekommt!

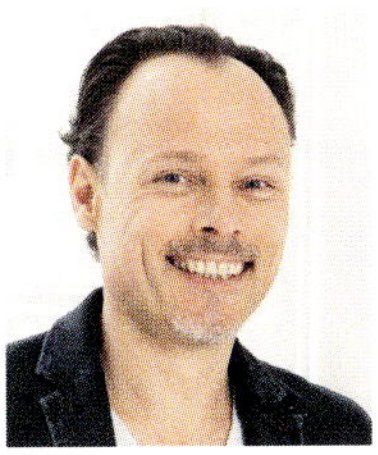

Dr. Alexander Just
Facharzt für Gynäkologie und Geburtshilfe

>> Die medizinische Einschätzung
von Dr. Alexander Just

Besonders Rauchen und eine ungesunde Ernährung nehmen Einfluss auf die Spermienqualität. Durch eine Ernährungsumstellung kann sich die Samenqualität innerhalb kürzester Zeit deutlich verbessern. Wenn man es nicht schafft den Griff zu den Zigaretten sein zu lassen, kann zumindest eine Reduktion des Nikotinkonsums schon zu positiven Effekten führen. Verschiedene Nährstoffe wie z.B. N-Acetyl-Cystein (NAC) Zink und Omega-3-Fettsäuren sowie Medizinalpilze wie z.B. Cordyceps und Reishi zeigen eine positive Wirkung auf die Qualität der Spermien.

Handlungsempfehlung

Check Ups	(Weitere Infos unter https://biogenadiagnostics.com)
Spermiogramm	

Mikronährstoffe	Produktempfehlungen
Holunder-Extrakt, Acerola-Fruchtsaftpulver, Traubenkern-Extrakt, Grüner-Tee-Extrakt, Gemischte Tocopherole, Beta-Carotin, Lutein und Lykopin	Antioxidans Formula
L-Cystein	NAC 600
Ubiquinol und Vitamin C	Coenzym Q10 active Gold
Oleoresin aus Haematococcus pluvialis-Alge	Astaxanthin 4mg
Cordyceps-Pulver und Vitamin C	Cordyceps & C
Reishi-Pulver und Vitamin C	Reishi & C
Zink	Zinkpicolinat 15
Öl aus der Mikroalge Schizochytrium sp.	Omega 3 vegan DHA & EPA 450

Lifestylemodifikationen

Bei Rauchern mit einer verminderte Spermienqualität zählt das Reduzieren und im besten Fall Beenden des Nikotinkonsums zu einem der effektivsten Wege die Spermienqualität zu erhöhen.

PRÄMENSTRUELLES SYNDROM (PMS)

Regelschmerzen, Regelbeschwerden, Menstruation

Name: Melissa

Alter: 26

>> Die Geschichte

Meine Tochter Melissa ist gerade wegen ihres Down-Syndroms eine besonders starke Frau. Doch als sie jeden Monat unter ihrer starken Periodenblutung litt, hat sie mir wirklich leid getan. Ihre Symptome waren zu dem Zeitpunkt so stark, dass sie immer zu Schmerzmitteln oder krampflösenden Medikamenten greifen musste, um ihrem Alltag weiterhin nachgehen zu können. Weder sie noch ich als Mutter wollten, dass sie regelmäßig auf Medikamente angewiesen sein muss, also suchten wir nach einer anderen Möglichkeit die Symptome natürlich in den Griff zu bekommen. Als die Nutrifem P-M-S- Formula® auf dem Markt erschien, wollten Melissa und ich dem Produkt eine Chance geben.

>> Der Weg

Die Zusammensetzung der Nutrifem P-M-S- Formula® mit all ihren verschiedenen Mikro- und Pflanzennährstoffen war wie für Melissa gemacht. Das enthaltene Vitamin B_6 hilft ihr nicht nur dabei die Hormontätigkeit zu regulieren, sondern unterstützt zusätzlich die normale psychische Funktion und das Nervensystem. Als Herzpatientin passte auch das Pycnogenol® für Melissa gut, fördert es doch die Mikrozirkulation in den Kapillargefäßen und unterstützt die Blutzirkulation. Besonders spannend fanden wir auch den enthaltenen Mönchspfeffer, der ihr physiologisches Wohlbefinden während des Menstruationszyklus aufrechterhalten sollte. Melissa begann die Nutrifem P-M-S- Formula® einzunehmen, aber nicht nur in der Akutphase, sondern auf regelmäßiger Basis.

>> Der Erfolg

Kaum hatte Melissa mit der Nutrifem P-M-S- Formula® begonnen, ließen auch ihre starken Periodenschmerzen schnell nach. Die Verbesserung ging sogar so weit, dass sie nicht weiter auf Schmerzmittel angewiesen war – kaum vorstellbar, wenn man sich ihren Zustand davor während ihrer Menstruation angesehen hat. Darüber hinaus fiel uns auf, dass Melissas Haut deutlich weniger trocken war – ein netter Nebeneffekt. Nach einer sehr langen regelmäßigen Einnahme reicht ihr mittlerweile eine Dose des Präparats alle Monate. Dabei legt Melissa sehr viel Wert darauf, dass immer eine Dose Nutrifem P-M-S- Formula® zuhause ist – ansonsten heißt es schnell: „Mama, bitte schnell wieder besorgen"!

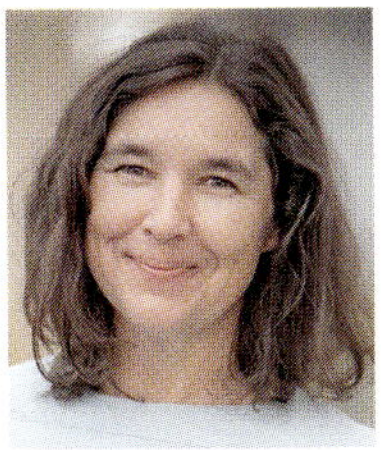

Lisa Ressi, MSc.
Dipl. Gesundheits- & Krankenpflegerin und Mitglied des Miracon-Science-Wissenschaftsteams

>> Die wissenschaftliche Einschätzung
von Lisa Ressi

Das PMS tritt nach dem Eisprung in der zweiten Zyklusphase auf und kann entweder von nur wenigen Tagen bis zu zwei Wochen andauern. Zu den körperlichen Symptomen zählen ausgeprägte Müdigkeit, Erschöpfungssymptome, Abgeschlagenheit, Unterleibskrämpfe, Reizbarkeit und viele mehr. Vitamin B_6 wird bei schmerzhaften Regelblutungen und insbesondere bei depressiven Verstimmungen in der prämenstruellen Phase erfolgreich eingesetzt. Für die Pflanzenextrakte wie Ginkgo, Ashwaganda und Pycnogenol wird eine günstige Wirkung auf Symptome des Prämenstruellen Syndroms nachgewiesen.

Handlungsempfehlungen

Check Ups	(Weitere Infos unter https://biogenadiagnostics.com)
Blutanalyse: PMS-Plus-Profil	

Mikronährstoffe	Produktempfehlung
Vitamin B_6, Thiamin (Vitamin B_1), Riboflavin, Vitamin D_3, Magnesium, Calcium, Zink, Eisen, Kupfer, Ginkgo-biloba-Extrakt, Pinienrinden-Extrakt und Mönchspfeffer-Extrakt	**Nutrifem P-M-S- Formula®**

Lifestylemodifikationen

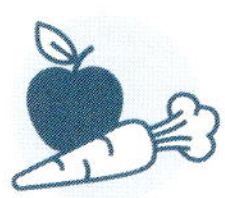

Durch den hohen Progesterongehalt im Blut werden vor allem ständiger Hunger und Heißhunger ausgelöst. Ebenso fällt der Serotoninspiegel vor der Periode, sodass der Körper nach einer Belohnung giert und das zumeist in dem Verzehr von Schokolade oder Snacks endet. Dieses Glück ist jedoch nur von kurzer Dauer und so beginnt der „Kreislauf" von neuem. Das soll jetzt aber nicht den Verzicht auf Schokolade oder Snacks bedeuten. Versuchen Sie sich am besten mit frischem Obst und Gemüse, hochwertigem Eiweiß, Vollkorn und Ballaststoffen zu sättigen, bevor Sie zur Schokolade greifen. Das bringt Ihren Blutzucker weniger durcheinander.

Versuchen Sie bestenfalls vor und während der Periode auf Alkohol zu verzichten. Der Alkohol kann Regelschmerzen und Krämpfe verschlimmern sowie dem Körper Wasser entziehen.

WECHSELJAHRE

Eisenmangelanämie, Menstruationsbeschwerden

Name: Kathrin

Alter: 42

>> Die Geschichte

Ich bemerkte an mir selbst, dass ich von Tag zu Tag immer müder und antriebsloser wurde. Mir fehlte es im Alltag einfach an Energie und auch meine Laune war meistens schlecht. Mein Zyklus veränderte sich ebenfalls – er wurde unregelmäßig und verkürzte sich. Ich wollte herausfinden, was dahintersteckt und ließ im Labor ein Blutbild machen. Dabei zeigte sich nicht nur ein Eisenmangel, sondern bereits eine Eisenmangelanämie. Doch nicht nur das, aus dem Blutbefund ging auch ein Mangel an Vitamin D und einigen B-Vitaminen hervor. Gerade in Zeiten der Pandemie war mir eine optimale Versorgung mit Mikronährstoffen, allen voran zur Unterstützung des Immunsystems und der Psyche, besonders wichtig.

>> Der Weg

Meine Gynäkologin empfahl mir meinen Eisenspeicher so schnell wie möglich mit MoFerrin® 21 aufzufüllen, um vor allem meiner ständigen Müdigkeit entgegenzuwirken. Außerdem nahm ich zusätzlich Vitamin B_{12} ein und spürte die Wirkung bereits nach 3-4 Tagen. Es ging mir deutlich besser und auch die Müdigkeit ließ nach. Bezüglich meiner immer kürzer werdenden Zyklen legte sie mir die Einnahme der Yamswurzel mit dem Inhaltsstoff Diosgenin nahe, welcher Ähnlichkeit mit dem körpereigenen Hormon Progesteron hat. Ich entschied mich für Nutrifem Agnubalance®, welches neben der Yamswurzel auch Extrakte aus Fenchel, Hopfen, Soja und Mönchspfeffer enthält, allesamt zur Unterstützung meines physiologischen Wohlbefindens während des Menstruationszyklus.

>> Der Erfolg

Die regelmäßige Einnahme von MoFerrin® 21 und Vitamin B_{12} zeigte schnell Erfolg und war gut verträglich – meine Laune verbesserte sich, ich fühlte mich wieder fitter und auch weniger müde. Meine Blutungen wurden geringer, was sich auch auf meinen Eisenstatus auswirkte. Das war nach sechs Monaten beim nächsten Blutbild ersichtlich – meine Eisenwerte waren durch die zusätzliche Einnahme von MoFerrin® 21 top. Ich wollte dafür sorgen, dass mein Eisenwert weiterhin auf einem guten Niveau bleibt und entschied mich für regelmäßige Blutanalysen, sowie die dauerhafte Einnahme von Eisen & Vitamin C und auch meinem Immunsystem wollte ich mit Vitamin D und Multispektrum 24/7® zur Basisversorgung unter die Arme greifen.

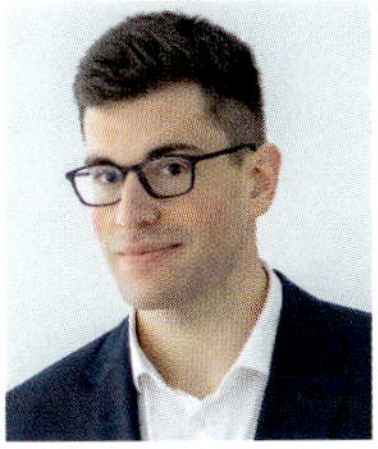

Michael Wäger, BSc., MSc.

Biochemiker, Ernährungswissenschafter und Mitglied des Miracon-Science-Wissenschaftsteams

>> Die wissenschaftliche Einschätzung

von Michael Wäger

Ein Eisenmangel äußert sich insbesondere durch Antriebslosigkeit, Abgeschlagenheit und Müdigkeit. In Europa kann bei 5–10 % der Gesamtbevölkerung und bei 20 % der Frauen im gebärfähigen Alter ein Eisenmangel nachgewiesen werden. Eine kontinuierliche Bestimmung des Eisenstatus ist also sinnvoll. Es gibt mittlerweile sehr gut verträgliche pflanzliche Eiweißquellen mit einer hohen Bioverfügbarkeit aus Pilzen, wie den Aspergillus-oryzae, oder Curryblatt. Mit zunehmenden Alter verändert sich bei Frauen bekanntermaßen der Hormonhaushalt. Das kann sich in einer Änderung des Menstruationszyklus bis zum Klimakterium äußern. Natürliche Planzenstoffe, wie Diesogenin aus der Yamswurzel, ein dem Progesteron ähnlichen Stoff, können den Hormonhaushalt unterstützen. Entspricht das Wohlbefinden nicht mehr dem gewünschten Maß, ist eine Vollblutanalyse mit Bestimmung des Mikronährstoffstatus immer eine Möglichkeit Dysbalancen und Mängel im Blut zu bestimmen.

Handlungsempfehlungen

Check Ups (Weitere Infos unter https://biogenadiagnostics.com)

Blutanalyse: Großes Blutbild
Premium-Mikronährstoff-Check

Mikronährstoffe	Produktempfehlungen
Pflanzliches Eisen und Vitamin C	MoFerrin® 21
Eisen und Vitamin C	Eisen & Vitamin C
Vitamin B_{12}	Vitamin B_{12}
Vitamin D_3 und Vitamin K_2	Vitamin D_3 & K_2 Tropfen
Extrakte aus Yamswurzel, Fenchel, Hopfen, Soja, Mönchspfeffer und trans-Resveratrol, Vitamin E und Vitamin B_6	Nutrifem Agnubalance®

Lifestylemodifikationen

Koffeinhaltige Getränke enthalten Polyphenole, welche zwar einen hohen gesundheitlichen Nutzen haben, aber auch die Eisenresorption beeinträchtigen können. Achten Sie daher bei der Einnahme von Eisensupplementen auf einen Zeitabstand von 2–3 Stunden, wenn Sie Kaffee oder Tee konsumieren.

PRÄMENSTRUELLES SYNDROM (PMS)

Depressive Verstimmung

Name: Anna

Alter: 22

>> Die Geschichte

Vor etwa fünf Jahren begann es – Unterleibsschmerzen, Stimmungsschwankungen und Spannungsgefühl in den Brüsten. Manchmal fing ich sogar grundlos zu weinen an und litt an regelrechten depressiven Verstimmungen, die meinen Alltag stark negativ beeinflussten. Ich fühlte mich total unwohl und wusste einfach nicht, was mit mir los war. Als ich meinen Körper eine Zeit lang beobachtete fiel mir auf, dass mich die Symptome hauptsächlich in der zweiten Hälfte meines Zyklus plagten und mit der Periode aufhörten. Ich vermutete selbst eine hormonelle Dysbalance und ein Prämenstruelles Syndrom (PMS) und ließ meinen Verdacht durch meine Frauenärztin bestätigen.

>> Der Weg

Die Einnahme der Pille, um meiner Beschwerden entgegen zu wirken, war für mich keine Option, ich wollte einfach keine Hormone einnehmen. Stattdessen wollte ich auf eine natürliche Alternative setzten und entschied mich für die Nutrifem P-M-S- Formula®, einer Kombination aus verschiedenen Mikronährstoffen und Vitalstoffen, um meine hormonelle Balance zu unterstützen. Der darin enthaltene Mönchspfeffer sollte dabei für die Aufrechterhaltung des physiologischen Wohlbefindens während des Menstruationszyklus sorgen, das Pycnogenol® die Blutzirkulation fördern und Vitamin B_6 die hormonelle Ausgeglichenheit von uns Frauen unterstützen, indem es zur Regulierung der Hormontätigkeit beiträgt. Die Kombination überzeugte mich, ich besorgte mir das Produkt und nahm es gleich am nächsten Tag ein.

>> Der Erfolg

Die Einnahme der Nutrifem P-M-S- Formula® war ein voller Erfolg für mich – mir ging es sehr schnell sehr viel besser. Die starken Unterleibsschmerzen vergingen schnell und auch die Brüste hörten auf zu schmerzen. Auch das grundlose Weinen und die Stimmungsschwankungen gehören mittlerweile der Vergangenheit an. Ich bin ein großer Fan der Nutrifem P-M-S- Formula® und bin wirklich froh, dieses Produkt ausprobiert zu haben. An meiner Erfolgsgeschichte kann man sehen, dass Frauen PMS nicht akzeptieren und dass es nicht immer Hormone sein müssen, um PMS zu behandeln, sondern dass es auch einen natürlichen Weg gibt, um die Erkrankung in den Griff zu bekommen.

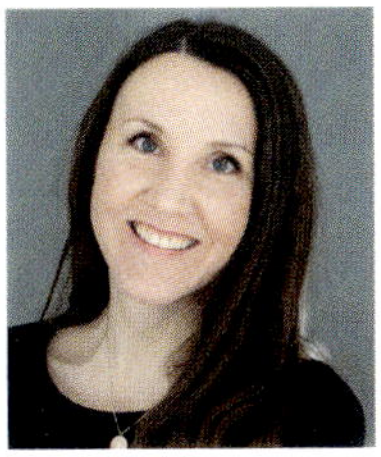

Mag. Margit Weichselbraun

Ernährungswissenschafterin und Mitglied des Miracon-Science-Wissenschaftsteams

>> Die wissenschaftliche Einschätzung
von Mag. Margit Weichselbraun

PMS kann aus verschiedenen Gründen entstehen. Von Mikronährstoffmängel bis hormonellen Schwankungen erstreckt sich das Spektrum an Ursachen, wobei sich die Ursachen gegenseitig beeinflussen können. Die Natur bietet einige Möglichkeiten positiv auf das PMS einzuwirken. Eine Schlüsselrolle spielen B-Vitamine, Mineralien wie z.B. Magnesium oder Eisen und unterstützende Pflanzenextrakte wie z.B. Mönchspfeffer. Diese Stoffe zuzuführen ist ein guter Start, um den Symptomen von PMS entgegenzuwirken und sie möglicherweise zu beseitigen.

Handlungsempfehlungen

Check Ups (Weitere Infos unter https://biogenadiagnostics.com)
Analyse von Östradiol und Progesteron im Speichel in der 2. Zyklushälfte (idealerweise zwischen dem 19. und 21. Zyklustag)
Analyse von Calcium, Folsäure, fT3, fT4, Magnesium, Prolaktin, Serotonin, TSH, Vitamin B_6, Zink

Mikronährstoffe	Produktempfehlung
Alle Vitamine des B-Komplexes, Vitamin D_3, Magnesium, Calcium und Eisen, Pflanzenextrakte wie Pycnogenol, Mönchspfeffer und Ginkgo	**Nutrifem P-M-S-Formula®**

Lifestylemodifikationen

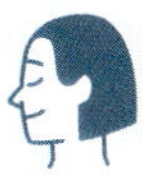

Stress kann die Symptome des PMS verstärken. Yoga und Meditation können den Stress abbauen und dabei helfen den Körper zu entspannen. Auch Spaziergänge in der Natur können bei Stress Wunder wirken.

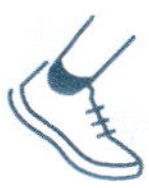

Regelmäßige Bewegung wirkt sich positiv auf die Nerven aus und hilft den Kopf frei zu bekommen. Im Vordergrund steht nicht die Leistung, sondern eine ausgeglichene Art der Bewegung. Zwei bis dreimal pro Woche 30 Minuten Bewegung wie Nordic Walking, langsames Laufen oder Radfahren zählen zu den beliebtesten sanften Bewegungsmöglichkeiten, um den Stress zu reduzieren.

STICHWORTVERZEICHNIS

MIRACON Science – das Institut für Mikronährstoffe und Nutritivmedizin

Wir, das 27-köpfige Team der MIRACON Science, sind leidenschaftliche Expertinnen und Experten aus den umfangreichen Fachbereichen der Naturwissenschaften (Biologie, Genetik, Ernährungswissenschaften), Pharmazie u. v. m. Tagtäglich tauchen wir mit geballter Kompetenz und ganzheitlicher Ausrichtung in die Welt der Nutritivmedizin, Mikronährstoffe und Diagnostik ein. Über eigene Anwendungsbeobachtungen, Studien, internationale Forschungstätigkeiten, die Zusammenarbeit mit Universitäten sowie Forschungseinrichtungen, Literaturrecherchen, den Aufbau unserer Wissensdatenbank und Tätigkeiten im Digital-Health-Bereich, erarbeiten wir mit großer Begeisterung die wissenschaftliche Basis für die gesamte Biogena Group und unsere Community. Wir machen uns durch unsere Studien und Anwendungsbeobachtungen einen Namen in der wachsenden Community gesundheitsorientierter Menschen, Ärzte und Therapeuten und möchten ein aktives Stück mehr zur weltweiten Gesundheit und zum Wohlbefinden beitragen. Unsere intensiven Forschungsarbeiten zu vielfältigen Produkten untermauern deren Bedeutung für Gesundheit und Wohlbefinden und erweitern den Blick auf den Wert komplementärer Methoden als Ergänzung zur Schulmedizin. Das Team der MIRACON Science wird diesen Weg mit starkem, kooperativem Fokus und immer im Auftrag der gesundheitsorientierten Menschen, also in Ihrem Auftrag, konsequent weiterverfolgen.

IHRE PERSÖNLICHE BIOGENA-ERFOLGSGESCHICHTE

>> Die Geschichte

>> Der Weg

>> Der Erfolg

Erzählen Sie uns Ihre Erfolgsgeschichte!
Schreiben Sie uns unter team@miraconscience.com
oder scannen Sie den QR-Code: